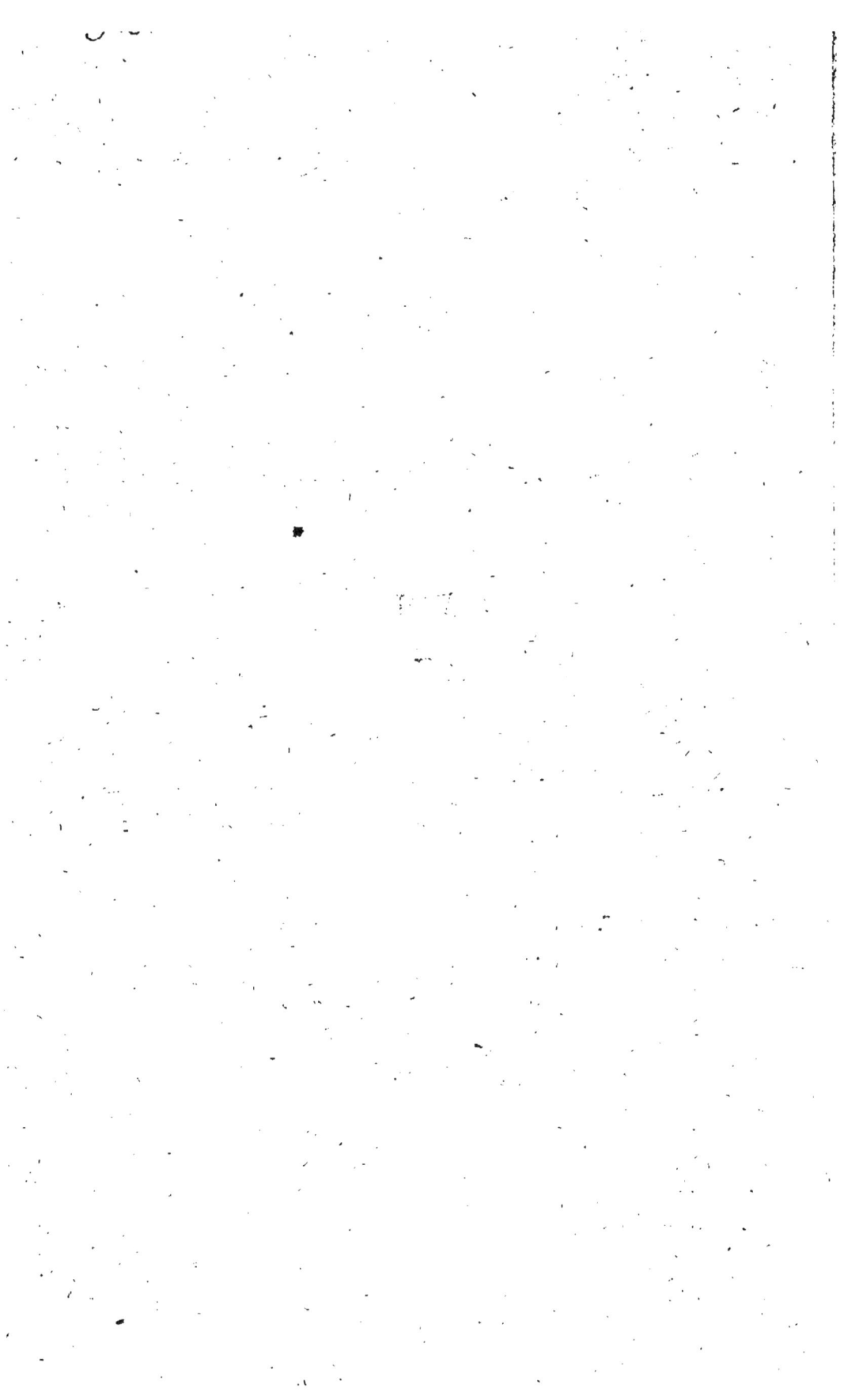

FORMULAIRE

DES

MÉDICAMENTS AGRÉABLES.

Montp. — Typ. de BOEHM.

FORMULAIRE

DES

MÉDICAMENTS

AGRÉABLES

SUITE A LA PHARMACOPÉE DE MONTPELLIER

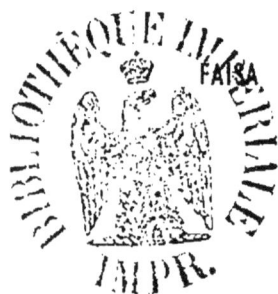

PAR

J.-P.-J. GAY

PHARMACIEN ET PROFESSEUR A L'ÉCOLE DE PHARMACIE DE MONTPELLIER
MEMBRE DE PLUSIEURS SOCIÉTÉS SAVANTES

A PARIS

J.-B. BAILLIÈRE

LIBRAIRE DE L'ACADÉMIE IMPÉRIALE DE MÉDECINE
Rue Hautefeuille, 19
A LONDRES, chez H. BAILLIÈRE, 219 Regent-Street.
A NEW-YORK, chez H. BAILLIÈRE, 290 Broadway
A MADRID, chez C. BAILLY-BAILLIÈRE, calle del Principe, 11

A MONTPELLIER
Chez l'AUTEUR, rue Puits-des-Esquilles, 1
1855

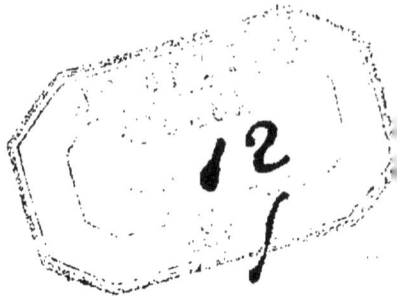

AVERTISSEMENT.

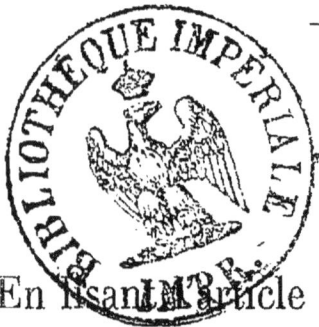

En lisant l'article de Virey sur les médicaments agréables, qui fait suite à son Traité de Pharmacie, nous eûmes la pensée de réaliser ce qu'il proposait sur cet objet, et nous prîmes, à cet effet, la résolution de composer un Formulaire des médicaments agréables.

Pour satisfaire à notre désir et mettre la main à la composition de cet ouvrage, nous avons recueilli des matériaux dans le Codex, dans le Traité de Pharmacie de MM. Henry et

1

Guibourt, dans celui de M. Soubeiran et dans notre Pharmacopée.

Nous avons encore eu recours, pour enrichir notre ouvrage, aux divers formulaires de pharmacie et de médecine qui ont été publiés, et aux journaux de pharmacie et de chimie.

Nous exposons d'abord, dans une Introduction, des considérations générales pour établir, que si quelques médecins pensent que les médicaments les plus répugnants sont ceux qui guérissent le plus sûrement les malades, il en est d'autres, et c'est le plus grand nombre, qui ont cherché en tout temps à corriger la saveur répugnante des médicaments et à les rendre agréables.

Ensuite, nous avons passé à l'indication, d'une manière générale, des divers moyens par lesquels on peut appliquer les médicaments destinés à soulager ou à guérir les malades.

Quant aux divers moyens d'appliquer les médicaments aux malades, nous en admettons sept, qui sont:

1° L'application des médicaments à l'intérieur ;

2° L'application des médicaments à l'extérieur ;

3° L'application des médicaments par injection ;

4° L'application des médicaments par la méthode iatraleptique ;

5° L'application des médicaments par la méthode endermique ;

6° L'application des médicaments par la méthode d'inoculation ;

7° L'application des médicaments par la méthode des bains.

Nous ne parlons pas de l'application des médicaments administrés par l'homœopathie, parce que nous la considérons, en quelque sorte, comme une négation dans l'art de guérir ; en admettant que le petit nombre de guérisons opérées par les médecins homœopathes sont dues principalement au régime et aux moyens hygiéniques qu'ils prescrivent à ces malades. Ces deux moyens, qui peuvent dans bien des circonstances venir en aide à l'action des médicaments pour guérir les malades, sont géné-

ralement trop négligés par les médecins allo-
pathes.

Nous ne parlons pas non plus de l'hydro-
thérapie; d'ailleurs, il existe sur ces deux
objets des Traités spéciaux.

En ce qui concerne la description des médicaments qui doivent composer ce Formulaire,
nous suivons l'ordre alphabétique, parce que
les articles les concernant n'ont, pour la plupart,
aucune liaison entre eux. Qu'importe pour les
médecins que nous suivions tel ou tel ordre,
pourvu qu'ils trouvent facilement les articles
à consulter. Ne pourrons-nous pas dire aussi
qu'il importe fort peu aux pharmaciens que
les articles soient unis les uns aux autres? Le
point essentiel, c'est de leur indiquer le moyen
de corriger et de châtrer les médicaments
répugnants, pour en faire des médicaments
agréables.

Nous avons réuni dans un même article divers médicaments qui ont pour base la même
substance : c'est ainsi que, dans l'article du
Frêne, nous avons compris tous les médicaments
qui se préparent avec les feuilles et l'écorce de

cet arbre, ainsi que les médicaments qui dépendent de la fraxinite.

Nous avons réuni dans les mêmes articles ceux qui concernent l'iode, l'ipécacuanha et la scammonée ; tout comme nous avons mis ensemble les médicaments qui, par le moyen du café, forment des médicaments agréables.

Les divers moyens de corriger et de masquer l'odeur et la saveur répugnantes des médicaments, que nous ferons connaître et apprécier dans ce Formulaire, sont une preuve bien évidente des progrès que la pharmacie a faits dans l'art de rendre les médicaments agréables. En réunissant tous ces moyens nouveaux que nous avons pu imaginer, nous espérons que l'on pourra employer, autant que possible, des médicaments qui soient privés de toute odeur et saveur répugnantes.

C'est aussi sous ce point de vue que notre Formulaire pourra être d'une grande utilité pour les médecins et les pharmaciens, car nous ne sommes plus au temps où quelques médecins prétendaient que les médicaments les plus répugnants étaient ceux qui produisaient les meilleurs effets et guérissaient le mieux. Dans l'état actuel de notre civilisation, les médecins doivent compâtir aux souffrances des malades ; ils doivent chercher à les soulager et à les guérir ; ils doivent, à l'exemple d'un grand médecin de l'antiquité, regarder comme un devoir de guérir les malades promptement et agréablement : *celeriter et jucunde.*

Puissent ces observations seconder les vues bienfaisantes des médecins, et aider à réaliser, dans leur pratique médicale, notre épigraphe : *Utile dulci !*

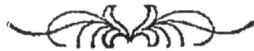

FORMULAIRE

DES

MÉDICAMENTS AGRÉABLES.

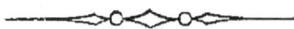

INTRODUCTION.

—

Utile dulci.

En faisant des recherches dans les ouvrages de médecine et de pharmacie, on s'aperçoit que les anciens ont mis en pratique l'art de rendre les médicaments agréables. S'il est des médecins qui n'ont eu en vue que d'obtenir des composés très-compliqués, desquels résultaient des médicaments répugnants et désagréables, afin de produire une réunion bizarre de diverses substances médicamenteuses, possédant toutes sortes de propriétés, dans le but de se procurer encore des antidotes, des alexipharmaques, des panacées, etc.; n'en est-il pas d'autres qui, animés par un esprit de sagesse et de philanthropie, ont cherché à adoucir l'action trop énergique de certains médicaments, de rendre miscibles à l'eau certains autres, pour favoriser leur ingestion, corriger et masquer la saveur et l'odeur de ceux que repoussaient les malades.

C'est ainsi, que pour obtenir ces divers résultats, on faisait usage de quelques acides végétaux, de mucilage, de jaune d'œuf, d'alcalis fixes, d'aromates, de miel, de sucre et même de cire, pour envelopper les molécules du verre d'antimoine, afin de le rendre moins actif.

Mais n'a-t-on pas d'ailleurs, dans l'art de formuler, une preuve bien manifeste de l'intention des anciens et de leur manière de modifier les substances médicamenteuses? N'est-il pas vrai que dans une formule on admettait quatre parties bien distinctes : 1° la *base*; 2° l'*adjuvant* ou *auxiliaire*; 3° le *correctif*; 4° l'*excipient* ; rigoureusement on admettait même une cinquième partie, qu'on nommait *déterminant* ou *dirigeant*.

La base était considérée comme la partie la plus essentielle de la formule, étant la substance la plus efficace, qui devait par conséquent prédominer sur toutes les autres, non point en quantité précisément, mais par rapport à ses propriétés.

L'adjuvant ou auxiliaire était pris parmi les substances moins actives; il était destiné, en quelque sorte, à venir au secours de la base, pour en augmenter les effets médicamenteux.

Le correctif, dont le nom indique très-bien dans quel but on avait imaginé cette partie d'une formule, était destiné, soit à modérer ou à diminuer l'action de la base, soit à corriger l'odeur et la saveur répugnantes de certaines substances. Cette partie est celle sur laquelle il convient de fixer notre attention, puisque c'est en quelque sorte dans son application que consiste l'art de rendre les médicaments agréables.

L'excipient étant destiné à donner la forme au médiment, était pris parmi les substances les plus appropriées à la base. La forme des médicaments n'est pas une chose indifférente: on peut la modifier et on doit opérer telle modification plutôt que telle autre, si l'on veut préparer des médicaments d'après les vues dont nous venons de faire mention.

Ainsi, nous ne pouvons nous empêcher de faire remarquer que les anciens avaient des idées très-exactes sur l'art de formuler, et que souvent nous sommes injustes à leur égard en les blâmant, parce que nous avons le tort de ne voir que les travers d'esprit de quelques hommes, et que nous oublions ce que le plus grand nombre a fait de bien. Nous blâmons souvent les anciens sans discernement, comme s'il ne fallait plus dire : *Errare humanum est.* Et n'avons-nous pas vu de nos jours des hommes très-instruits se laisser entraîner par leur imagination féconde, et créer des systèmes pour lesquels il a suffi à peine de quelques jours pour les réduire au néant.

En étudiant avec bonne foi les ouvrages des anciens, on y trouve le germe de la plupart des découvertes modernes : en effet, les médecins qui, les premiers, ont employé les remèdes à l'extérieur, afin d'en obtenir des effets médicamenteux intérieurement, n'ont-ils pas évidemment établi les fondements de la *méthode iatraleptique*, et n'ont-ils pas contribué à faire de la médecine agréable? Au lieu de rejeter l'emploi de ces moyens thérapeutiques, il fallait les simplifier, les modifier, les perfectionner, afin de continuer à les utiliser.

Et les alchimistes, qui avaient imaginé de rectifier l'alcool par une seule opération, n'avaient-ils pas posé les fondements de la nouvelle méthode de distiller les vins, en opérant la rectification de la vapeur alcoolique! En suivant la route tracée, on aurait marché, et l'art de la distillation ne serait pas resté si longtemps stationnaire : au lieu d'abandonner les appareils des anciens chimistes, il aurait fallu y faire des changements et leur faire subir des modifications, pour les rendre propres aux usages auxquels ils étaient destinés.

Quant à nous, tâchons de mettre à profit les connaissances anciennes et les connaissances nouvelles qui concernent l'art de rendre les médicaments agréables, nous pourrions dire la médecine agréable ; car, sans avoir recours à l'action des médicaments, les médecins peuvent guérir certains malades en conseillant des promenades à pied, à cheval, en voiture ; en leur prescrivant quelque exercice gymnastique. Mais nous n'avons point à nous occuper de ces moyens, qui peuvent être employés avec succès par un habile médecin.

Revenons à notre objet et renfermons-nous dans notre sphère pharmaceutique, pour traiter de la préparation des médicaments agréables, qui pourront offrir à l'art de guérir, un champ plus vaste à exploiter, en établissant d'une manière convenable les divers modes par lesquels on peut appliquer les médicaments à notre économie.

Nous avons admis, dans notre Avertissement, que cette application pouvait se faire par sept méthodes ou moyens différents. Nous allons maintenant traiter successivement de ces divers modes d'application.

1° Application des médicaments à l'intérieur.

Ce mode d'application a été probablement un des premiers moyens employés à la guérison de l'homme; il consiste à introduire les médicaments dans l'estomac, par des moyens appropriés et dans les circonstances les plus favorables pour soulager les malades et mieux encore pour les guérir.

Le nombre des médicaments que l'on emploie à l'intérieur est très-grand, et s'il en est beaucoup qui aient une saveur et une odeur extrêmement désagréables, ils sont, pour la plupart des malades, un objet de répugnance et quelquefois de répugnance invincible: ainsi, les obstacles que les médecins éprouvent dans leur pratique médicale, sont en raison directe de la délicatesse des malades et de leur aversion pour les médicaments, dont le nom seul les épouvante; aussi, M. Virey dit, en parlant des médicaments agréables, qu'un médecin intelligent et humain et qu'un pharmacien intelligent et éclairé, doivent apporter de concert les plus grandes modifications aux médicaments, pour épargner aux malades les dégoûts et l'horreur qu'ils inspirent.

Si, pour opérer les modifications et les réformes que peut exiger la plupart des médicaments, et enlever ou masquer leur odeur et saveur repoussantes, il faut le concours du médecin et du pharmacien, il faut aussi que ce dernier possède des connaissances approfondies dans son art; il faut qu'il puise les moyens d'atteindre le but qu'il se propose, dans la physique, la chimie et l'histoire naturelle; il faut, enfin, qu'il ait une longue expérience, afin qu'il puisse apprécier les changements dont sont susceptibles les médicaments, en les mêlant et les associant entre eux.

Nous ne devons pas dissimuler que l'art de rendre les médicaments agréables présente de grandes difficultés; mais nous osons espérer que ces obstacles s'aplaniront au fur et à mesure que l'on fera des progrès en pharmacie. N'est-ce pas ce qui doit avoir lieu, d'après les découvertes faites de nos jours, en chimie organique des alcaloïdes? Quel parti avantageux la médecine n'a-t-elle pas déjà retiré de ces nouvelles substances? Leur action très-énergique permet de les administrer à des doses petites et sous des formes telles que les malades puissent les ingérer sans éprouver la moindre répugnance : on a trouvé le moyen de masquer et de corriger la saveur âcre du sulfate de quinine.

En faisant mention des belles découvertes, nous devons dire que la plupart, comme la quinine, la cinchonine, la morphine, la caféine, etc., ont été faites par des Pharmaciens, et que, par conséquent, elles font honneur à la pharmacie. Parmi ces pharmaciens nous avons à citer Gomès, Pelletier, Caventou, Henry, Robiquet et bien d'autres ; si nous voulions donner la liste de tous ceux qui ont fait une invention de ce genre, nous aurions bien des noms à citer. Qu'il nous soit donc permis de leur témoigner publiquement notre admiration et notre reconnaissance !

Depuis la découverte des alcaloïdes et de quelques autres principes immédiats organiques, MM. Henry et Guibourt ont publié leur *Pharmacopée raisonnée*, dans laquelle ils proposent une infinité de réformes utiles.

M. Soubeiran a aussi publié, en 1836, son *Traité de pharmacie*, non moins utile pour le perfectionnement des préparations pharmaceutiques.

Beaucoup d'autres pharmaciens ont fait des améliorations importantes en pharmacie, et ces améliorations, dont quelques-unes sont dues à M. Béral, tendent à agrandir l'art de rendre les médicaments agréables.

N'avons-nous pas à signaler la découverte des capsules de M. Mothes, qui sont un objet important au point de vue de rendre l'ingestion des médicaments facile et commode. Les remèdes les plus dégoûtants, renfermés dans ces capsules, peuvent être avalés avec la plus grande facilité. Au moyen de ces capsules, on peut administrer toute sorte de médicaments, sans que le malade s'aperçoive ni du goût, ni de la saveur qu'ils peuvent avoir.

M. Ganal a proposé un perfectionnement dans la préparation de ces capsules. M. Raquin a imaginé des capsules d'un autre genre. Il en a été de même de plusieurs autres pharmaciens.

Mais nous indiquerons un autre moyen de masquer la saveur et l'odeur désagréables du baume de Copahu, qu'on administre ordinairement dans des capsules : ce médicament, administré de cette manière, fait souvent éprouver aux malades des renvois dégoûtants qui se font sentir au gosier, ce qui n'arrive pas lorsqu'on masque l'odeur et la saveur du baume de Copahu, par son mélange avec le styrax purifié, mélange que nous avons indiqué il y a déjà bien du temps.

Il est encore d'autres méthodes que l'on a mises en pratique pour rendre les médicaments agréables : on recouvre les pilules avec un mélange de sucre et de mucilage que l'on fait sécher, pour leur enlever l'odeur et la saveur répugnantes qu'elles peuvent avoir.

Depuis quelques années on recouvre aussi certaines pilules avec du sucre, comme on le fait pour les dragées. M Dorvault vient, depuis peu, de nous donner un moyen d'enrober les pilules d'une manière plus convenable. Il est d'autres pharmaciens qui ont proposé de recouvrir les pilules avec le caséum réduit en poudre.

M. Dordan, pharmacien, a imaginé de faire avec certains médicaments des granules pour faciliter leur ingestion. D'autres pharmaciens ont également proposé de faire des granules ; mais, par leur procédé, ils faisaient plutôt des pilules ; c'est ce que nous démontrerons à l'article des Granules.

On a dernièrement corrigé la saveur nauséeuse du séné et la saveur amère du sulfate de soude, au moyen du café.

En terminant cet article sur l'application des médicaments à l'intérieur, disons que, dans bien des circonstances, les médicaments agissent par une action directe sur l'estomac. D'autres fois, les médicaments ingérés sont destinés à produire une action générale sur tout le système ; alors ils sont absorbés par les pores exhalants de l'estomac et, introduits dans le torrent de la circulation, ils produisent par ce moyen une action curative.

Si nous faisons mention de cette différence dans l'action des médicaments introduits dans l'estomac, c'est pour déterminer les pharmaciens à être attentifs, à mettre beaucoup de soin à leur préparation ; ils doivent bien dissoudre ceux que le médecin prescrit en solution, et n'admettre dans leur pharmacie que les médicaments d'une extrême finesse, pour ceux qui doivent être administrés en poudre.

2° *Application des médicaments à l'extérieur.*

Rien n'est plus facile que l'application des médicaments d'après ce mode ; étant destiné à produire une action locale, ils sont appliqués sur la peau comme calmants, émollients, fondants, résolutifs, stimulants, rubéfiants, vésicants, suppuratifs, etc. ; mais, dans quelques circonstances, ils sont destinés à produire un effet révulsif et dérivatif.

Ainsi, l'emploi de ces médicaments ne doit offrir

aucune répugnance, puisqu'il n'y a que le nerf olfactif qui le plus souvent soit affecté désagréablement par ceux qui ont une odeur mauvaise ou forte. On peut remédier à cet inconvénient en masquant la mauvaise odeur d'un médicament par l'addition d'un corps exhalant une odeur agréable. Du reste, pour éviter ces odeurs, le malade doit se placer de manière que le vent les porte loin.

Les médicaments que l'on applique à l'extérieur sont compris parmi les cataplasmes, les lotions, les huiles, les liniments, les fomentations, les embrocations, les sinapismes, les vésicatoires, etc.

5° Application des médicaments par injection.

Ce mode d'application consiste à introduire dans certaines cavités des substances médicamenteuses; pour opérer cette introduction, il est nécessaire que ces médicaments soient liquides et ne contiennent aucun grumeau. Les substances réduites en poudre fine et délayées dans un liquide, sont quelquefois employées en injection. On emploie le plus souvent en injection des solutions, des macérations, des infusions et des décoctions; on injecte parfois les corps huileux et spiritueux.

Les cavités où l'on opère les injections des médiments, sont le rectum, le vagin, le canal de l'urèthre, les oreilles, le nez, les yeux et les veines.

Les médicaments administrés en injection, agissent sur la muqueuse et produisent quelquefois des effets prompts et très-intenses. En ayant recours à ce genre de médication, le médecin se propose d'obtenir le plus souvent une action locale; d'autres fois, il veut produire une action générale; souvent, il administre les injections pour obtenir une action spécifique et guérir certaines maladies, lorsqu'il il y a impossibilité de faire prendre des médicaments, à cause de l'état pathologique de l'estomac.

L'application des médicaments par injection peut être effectuée dans un grand nombre de maladies, pour épargner aux malades le désagrément de prendre intérieurement des médicaments répugnants.

Quant à l'injection des veines par certains médicaments, nous n'avons pas à conseiller ce mode d'administration, à cause des dangers qu'il offre dans son emploi. Nous laissons à la sagesse des médecins de décider dans quel cas ils pourront recourir à l'usage de ce moyen.

4° Application des médicaments par la méthode
iatraleptique.

Cette méthode, qui semble se confondre avec l'emploi des médicaments à l'extérieur, quoique l'on applique le médicament sur la peau, a pour objet de produire une médication dans l'intérieur.

En considérant les avantages qu'elle procure dans la pratique médicale, on trouvera une grande ressource pour guérir dans bien des cas.

Depuis la publication des observations médicales faites par le docteur Chrestien, sur les bons effets qu'il a obtenus par l'emploi de cette méthode, on peut dire qu'elle a acquis une grande extension, et presque tous les médecins lui ont reconnu des avantages qui la rendent très-précieuse pour opérer la guérison de certaines maladies.

Mais elle deviendra encore d'un plus grand emploi, lorsque tous les médecins exerceront leur profession dans des vues philanthropiques, et qu'ils désireront guérir leurs malades, en compâtissant à leurs souffrances.

Les médicaments que l'on emploie par la méthode

iatraleptique sont le sublimé corrosif, le tartre stibié, le chlorure d'or et de sodium, les poudres de scille, de digitale, de digitaline, de coloquinte, de camphre, d'opium; la teinture de quinquine, la résine de quinquina, les sulfates de morphine et les autres sels de la même base, tout comme les sels de quinine, de strychnine, etc.

L'emploi de ces médicaments consiste dans leur application sur la peau de diverses parties du corps, comme aux aisselles, à la plante des pieds, aux cuisses, aux bras, sur l'estomac et quelquefois sur la colonne vertébrale. On se contente quelquefois d'appliquer le remède sous une forme convenable; on renouvelle dans quelques cas son application, tout comme on l'applique en opérant des frictions.

5° Application des médicaments par la méthode endermique.

Pour opérer l'application des médicaments par cette méthode, il faut qu'une certaine étendue de la peau soit mise à nu, et l'on met le médicament, convenablement disposé, sur cette partie qui a été dénudée.

Ainsi, lorsque le médecin peut recourir à ce mode d'administration d'un médicament, il est obligé de faire enlever l'épiderme, de faire une plaie; on la détermine facilement en appliquant un vésicatoire, on en frictionnant la peau avec la pommade de Gondret, ou en se servant de compresses imbibées d'ammoniaque. M. le professeur Trousseau applique sur la partie de la peau à dénuder, une compresse de toile pliée en six ou huit doubles, qu'il imbibe d'ammoniaque; après douze minutes de contact, l'épiderme s'enlève par un léger frottement.

On a proposé aussi l'emploi de l'eau chaude pour enlever l'épiderme; mais M. Laubet a rejeté ce moyen comme infidèle et pouvant produire la mortification du derme, ce qui empêcherait l'absorption d'avoir lieu.

Dans une circonstance très-pressante, l'incision serait un moyen qu'on pourrait employer, comme aussi l'huile essentielle de moutarde seule ou mitigée.

Dans la pratique de la méthode endermique, on doit observer de faire autant que possible l'application des médicaments sur la partie de la peau correspondante au point malade de l'intérieur; dans le cas où l'on ne pourrait agir sur le point correspondant, on choisirait la partie externe la plus rapprochée du point affecté.

Il résulte des faits observés, que les médicaments administrés par la méthode endermique produisent dans notre système les mêmes modifications que ceux qui résultent de l'emploi de la méthode par ingestion; qu'en général, les effets sont plus prompts et plus marqués.

On administre ordinairement par ce mode les substances actives, celles qui peuvent être administrées sous un petit volume, comme la morphine, la quinine, la strychnine, la vératrine, les sels de ces mêmes substances, ainsi que le tartre stibié, le camphre, etc.

M. Galtier dit : La méthode endermique a pris de nos jours une grande extension et paraît probablement destinée à s'agrandir ; elle peut, dans le plus grand nombre des cas, remplacer la méthode ordinaire. Ses avantages sont incalculables quand il y a irritation, inflammation avec une sensation extrême des organes gastriques, et surtout lorsque l'ingestion est difficile et même impossible, par la présence de certains corps étrangers dans l'œsophage. Ajoutons que par cette méthode les médicaments sont moins altérés, moins dénaturés que par celle de l'ingestion. C'est peut-être ce qui explique leur grande activité ; de plus, les accidents que peuvent occasionner certains médicaments sont plus faciles à combattre.

Ce même auteur fait remarquer qu'il est des substances qui occasionnent des douleurs à la plaie, ce qui oblige de changer le lieu de l'application du remède; cette circonstance ne devrait pas faire abandonner cette méthode qui, mieux étudiée, permettra de faire choix des médicaments qui n'offrent aucun inconvénient.

M. Galtier observe qu'il est des personnes qui ne veulent pas se soumettre à une vésication; mais le médecin qui veut vaincre la répugnance de ces personnes, surtout des dames, peut bien l'appliquer partout ailleurs. Si le médecin avait un refus formel sur l'application des vésicatoires, ne pourrait-il pas dénuder la peau par un des autres moyens que nous avons indiqués?

Nous terminerons cet article, en disant que le médecin doit recourir à la méthode endermique, dans tous les cas où il est libre d'agir et pour épargner à ses malades les inquiétudes qui sont occasionnées par la méthode ordinaire de combattre les maladies.

6° Application des médicaments par inoculation.

L'inoculation, dans le principe, a été pratiquée comme moyen prophylactique pour faire naître une maladie artificielle et bénigne (la vaccine), comme un moyen préservatif des effets fâcheux de la maladie naturelle (petite-vérole) , qui se produisent dans quelques circonstances.

Mais, de nos jours, M. le docteur Laforgue a eu l'idée d'opérer l'inoculation de certains médicaments, et les bons résultats qu'il a obtenus de ce nouveau mode de les administrer, le lui font regarder comme un moyen très-important et pouvant être utile dans la pratique médicale.

M. Laforgue a publié, dans le *Bulletin de thérapeutique médicale et chirurgicale*, des recherches sur les effets de quelques médicaments introduits par l'épiderme.

Ce médecin décrit le procédé qu'il emploie, de la manière suivante : Après avoir délayé de la morphine dans un peu d'eau, j'ai trempé la pointe d'une lancette dans cette dissolution et j'ai piqué presque horizontalement l'épiderme , à une ligne et demie environ de profondeur, avec la pointe de cet instrument, en m'y prenant comme pour opérer l'inoculation de la vaccine.

M. Laforgue indique qu'il a employé, par cette méthode d'inoculation, la morphine, les sels d'opium et la plupart de ses préparations pharmaceutiques, la

strychnine, le sulfate de cette base, le tartre éméti-
tique, l'huile de croton tiglium, la vératrine, les extraits de belladone, de jusquiame, l'atropine et d'autres
médicaments.

Nous citerons parmi les bons résultats qu'a obtenus
M. Laforgue, un fait très-remarquable.

« Une jeune femme habitant Anvers souffrait beaucoup par l'effet d'une névralgie ; les moyens employés
par le docteur qui la voyait ne l'ayant pas soulagée,
M. Laforgue eut l'idée d'employer le sulfate de morphine par la méthode d'inoculation. A cet effet, ayant
fait dissoudre de 2 à 3 centig. de ce sel dans une petite quantité d'eau sur une plaque de verre, il posa
de cette solution, au moyen d'une aiguille à vacciner,
sur le point douloureux, en faisant quarante piqûres :
il s'ensuivit un soulagement marqué. L'opération
fut répétée pendant quelques jours, et la malade,
qui était souffrante depuis longtemps, fut guérie
complètement. »

Le même médecin cite d'autres guérisons produites
par la même méthode de l'emploi du sulfate de morphine.

M. Laforgue termine ces observations en disant
que ce nouveau mode d'administration, qui est aussi

sûr que rapide , sera probablement employé par les médecins dans beaucoup de circonstances. (*Ann. de thérap.*, 1854 ; Bouchardat.)

7° *Application des médicaments au moyen des bains*.

Ce mode de médicament varie selon l'usage que l'on en fait ; les bains aqueux, qui peuvent être considérés comme objet de propreté, sont hygiéniques ; on les prend en plongeant le corps dans une cuve remplie d'eau chaude, dont la température est élevée de 20 à 25 degrés et quelquefois jusqu'à 30 degrés.

Les bains aqueux deviennent médicamenteux lorsqu'on met dans l'eau du bain différentes substances, comme des substances aromatiques et même du sublimé corrosif, si l'on a le dessein de guérir certaines affections de la peau ou quelque maladie syphilitique.

On prescrit aussi des bains gélatineux, des bains sulfureux, des bains gélatino-sulfureux et bien d'autres ; quelquefois on administre des bains sulfureux presque inodores, qui sont préparés avec l'hydro-sulfate de soude (monosulfure de sodium cristallisé).

Les bains ne peuvent pas être considérés comme des médicaments répugnants, si ce n'est ceux dans lequels on fait entrer le sulfure de potassium ; mais, alors même, ne pourrait-on pas garantir le malade de l'odeur qui s'exhale du bain, en recouvrant la cuve de manière à ce qu'aucune odeur ne pût se répandre dans l'air atmosphérique?

Les bains sulfureux à vapeur sont ordinairement administrés dans des caisses construites de manière à ce que le malade, étant entouré des vapeurs du médicament, n'en éprouve pas la moindre odeur. Ces caisses communiquent par la partie inférieure avec un fourneau destiné à chauffer la caisse et dans lequel on fait évaporer les substances médicamenteuses; et à leur partie supérieure elles sont munies d'une espèce de casque ou capuchon qui s'applique autour du visage du malade. Quelquefois la caisse n'offre pas de capuchon; mais alors l'étoffe qui le supplée s'attache au cou de la personne qui est dans le bain.

Les malades ne sont exposés à l'odeur de la substance qu'on a réduite à l'état de la vapeur, qu'à la sortie du bain; mais on peut encore éviter cet inconvénient en déterminant un courant d'air dans la caisse, un peu avant d'en faire sortir le malade.

Les substances les plus fréquemment employées dans les bains à vapeurs, sont : le soufre, le cinabre, le benjoin, le succin, le camphre, les plantes aromatiques, le vin, le vinaigre, l'alcool, le musc, l'assa fœtida, l'opium, les préparations mercurielles, et bien d'autres, que le médecin peut prescrire suivant les guérisons qu'il désire opérer, et qu'il peut utiliser sans trop contrarier les malades.

Nous allons maintenant nous occuper de la préparation des médicaments agréables et de l'indication des moyens que l'on peut employer pour rendre agréables ceux qui ne le sont pas.

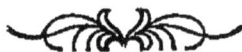

2.

PRÉPARATION

DES

MÉDICAMENTS AGRÉABLES

ET INDICATION DES MOYENS

POUR RENDRE AGRÉABLES

LES MÉDICAMENTS PLUS OU MOINS REPOUSSANTS.

DES ACIDES.

Les acides constituent une classe nombreuse de corps, dont quelques-uns peuvent être considérés comme des médicaments non répugnants, que l'on peut facilement rendre agréables.

Les acides dont nous allons parler sont l'acide acétique, l'acide arsénieux, l'acide azotique, l'acide borique, l'acide carbonique, l'acide chlorhydrique, l'acide citrique, l'acide lactique et l'acide tartrique.

De l'acide acétique.

L'acide acétique peut être considéré comme un médicament agréable, à l'état de vinaigre, étant étendu de *q. s.* d'eau, et bien sucré. On acidule avec le vinaigre, des gargarismes que l'on administre contre les angines muqueuses, catarrhales et gangréneuses.

Le vinaigre mêlé avec de l'eau constitue l'oxycrat, qui est une boisson sédative et rafraîchissante; on peut lui donner une saveur agréable au moyen du sucre.

Les soldats romains faisaient de l'oxycrat leur boisson habituelle.

De l'acide arsénieux.

L'acide arsénieux avait été employé anciennement, et Macquer a donné une formule arsénicale. Diverses formules de cette substance se trouvent dans tous les ouvrages de pharmacie; mais ses préparations n'étaient guère employées qu'à l'extérieur.

De nos jours, M. Boudin, médecin à l'hôpital

de Marseille, a employé l'arsenic avec beaucoup de succès pour guérir les accès de fièvre. Voici la formule qu'il a prescrite dans le principe :

Acide arsénieux...... 1 centigram.
Sucre de lait......... 1 gram.

Mêlez et divisez en 20 paquets.

Le malade en prend cinq, six heures avant le moment présumé de l'accès.

M. Boudin a substitué à la poudre qu'il employait d'abord, la solution aqueuse d'arsenic, qu'il a reconnue être plus efficace, et qu'il prépare de la manière suivante :

Acide arsénieux.... 1 décigram.
Eau distillée....... 1000 gram.

La dose de cette solution est de 100 gram., qui contiennent par conséquent 1 centigramme d'acide arsénieux, à prendre trois heures avant le moment présumé de l'accès.

MM. Roquette, Besnard, J. van Hengab et d'autres médecins ont obtenu de bons effets de l'emploi de l'acide arsénieux, comme moyen de guérison des accès de fièvre. Ce dernier médecin, avant d'administrer ce fébrifuge, purgeait ses malades.

Nous n'avons point à nous trop occuper de l'emploi de l'acide arsénieux commé fébrifuge, mais à établir qu'il n'est pas un médicament ré-pugnant, que l'on peut d'ailleurs rendre agréable en sucrant convenablement sa dissolution dans l'eau.

Mais il nous importe de constater que M. Guillermond, pharmacien à Lyon, a cru pro-poser de réduire en granules l'arsenic, comme offrant un moyen de l'administrer plus facile-ment et exempt de dangers, lorsqu'il n'a fait et administré que des pilules.

M. Guillermond dit : « L'opération est facile : on pèse un gramme d'acide arsénieux, et, d'autre part, on fait un mélange de sucre et de gomme ; on mêle l'acide arsénieux avec la poudre de sucre et de gomme, en procédant par petites portions et d'une manière intime ; on ajoute ensuite de l'eau pour former une pâte que l'on divise, par les procédés ordinaires, en mille granules, contenant chacune 0,001 d'acide arsénieux. » (*Journal de Chim. et de Pharm.*, juin 1852.)

Il est bien évident, d'après la formule que nous venons de copier, que M. Guillermond a obtenu et qu'on obtiendra, en l'exécutant, des pilules. On peut voir, dans ce Formulaire, comment on peut préparer les granules, en lisant l'article sur cette préparation, par M. Dordan, pharmacien à Alger.

De l'acide azotique.

Cet acide, étendu dans *q. s.* d'eau et sucré convenablement jusqu'à agréable acidité, constitue la limonade minérale nitrique.

On administre cette limonade comme diurétique, et dans les empoisonnements par les alcalis caustiques et les terres alcalines.

De l'acide borique.

Cet acide sert à préparer la crême de tartre soluble.

De l'acide carbonique.

Avec cet acide, on prépare des eaux minérales gazeuses, que l'on administre comme sédatives, rafraîchissantes et diurétiques.

On les fait prendre lorsque l'estomac est

faible et irrité ; on les conseille aussi pour prévenir la gravelle et pour dissoudre les graviers
qui existent déjà. Elles conviennent pour calmer
les douleurs néphrétiques et calculeuses.

Les eaux chargées d'acide carbonique sont
appelées acidules ; on les prépare par la compression, au moyen de grandes machines dont
nous parlerons.

On prépare sur nos tables de l'eau gazeuse,
en se servant de l'appareil gazogène de M.Briet,
dont nous ferons la description. On trouve cet
appareil dans presque toutes les pharmacies.

M. Dorvault a décrit, dans sa Revue, un
petit appareil très-ingénieux pour préparer de
l'eau acidule gazeuse.

De l'acide chlorhydrique.

Cet acide est employé en médecine comme
antiseptique et diurétique ; on le fait entrer
dans des gargarismes.

Tout comme l'acide azotique, on l'étend
avec quantité suffisante d'eau jusqu'à agréable
acidité, et y ajoutant suffisamment de sucre ;
on fait une limonade qui se boit avec plaisir.

De l'acide citrique.

Cet acide est d'un grand emploi comme tempérant, à l'état de limonade qu'on édulcore avec le sucre, et qu'on aromatise avec l'écorce de citron.

Avec le suc de citron, on fait un sirop que l'on appelle, en pharmacie, sirop de limon.

On prépare, avec l'acide citrique cristallisé, une limonade sèche. A cet effet, on le broie avec du sucre et on aromatise comme nous venons de le dire.

De l'acide tartrique.

Cet acide est employé comme l'acide citrique; souvent on s'en sert même pour le remplacer; mais c'est mal d'en agir ainsi.

Il est employé pour préparer la limonade gazeuse, ainsi que le *soda water*.

De l'aconitine.

M. Turnball a employé ce principe immédiat pour guérir la goutte, et en fait une pommade avec laquelle il fait frictionner le point douloureux trois ou quatre fois par jour. Ce médecin

3

dit que **M.** Biot a opéré également la guérison par l'emploi de la même pommade. Voici la formule de cette pommade :

Aconitine.......... 1 décigram.
Alcool............. gouttes *vj*.
Triturez avec sucre et ajoutez
Graisse.......... 30 gram.

On peut augmenter la dose d'aconitine et la porter de 3 à 4 décigram.

DES ALCOOLATS.

Les alcoolats sont des médicaments liquides, composés d'alcool tenant en dissolution les principes volatils des substances organiques obtenus par distillation. On les prépare quelquefois par la solution des huiles volatiles dans l'alcool.

Les alcoolats sont employés à l'intérieur et à l'extérieur; ceux qui sont administrés intérieurement sont pris dans des potions, dans des mixtures; on ne les administre jamais seuls.

On en fait quelquefois des liqueurs de table.

Les alcoolats administrés à l'intérieur, sont: ceux d'anis, d'écorce d'orange, de citron, de cédrat, de bergamotte, de menthe poivrée, de cannelle, de girofles, de moutarde, de framboise, de néroli.

Ces alcoolats sont les résultats de la distillation des substances susnommées avec l'alcool, dans des proportions différentes.

Les alcoolats qui sont administrés dans des potions et des mixtures, sont étendus dans une certaine quantité de liquide, et leur saveur est adoucie par les sirops que renferment ces médicaments.

Lorsqu'on les fait prendre dans tout autre liquide, on fera bien d'ajouter une certaine quantité de sucre, pour rendre leur saveur agréable.

Les alcoolats sont employés à l'extérieur, ainsi qu'il est indiqué dans les formules où on les prescrit.

Alcoolat de miel composé.

(Eau de miel odorante.)

Miel de Narbonne........	520 gram.
Coriandre...............	520
Zestes récents de girofles..	40
Girofles...............	30
Muscades...............	10
Benjoin...............	20
Storax calamite.........	20

Vanille................ 15
Eau de rose............ 2000
Eau de fleurs d'oranger... 8000
Alcool à 85° cent........ 1980

On concasse et incise ce qui peut l'être ; on met ces substances en digestion dans l'alcool pendant trois à quatre jours ; on ajoute le miel, les eaux distillées, et on distille au bain-marie.

Cet alcoolat est d'une odeur très-suave ; on y ajoute parfois quelques gouttes d'alcoolés de musc et d'ambre gris.

On peut supprimer le miel, qui ne donne aucune odeur agréable par la distillation.

Alcoolat de Bouquet.

Alcoolat de mélisse composé.	80 gram.
— de girofles.........	40
— d'écorce aromatique.	20
— de lavande.........	20
— de souchet long....	20
Alcoolé sans pareil........	160
— de jasmin..........	45
— . d'iris de Florence...	40
— de néroli..........	25

On mêle exactement.

N. B. L'alcoolé *sans pareil* ou *la sanspareille* se

prépare avec l'huile de citron, l'huile de bergamotte et l'huile de cédrat, 16 grammes du premier, 10 gram. du second et 1 gram. du troisième, alcool rectifié à 90° 3000 grammes, alcoolé de romarin 250 grammes; on mêle bien.

L'alcoolé de *jasmin* se prépare en agitant plusieurs fois dans un flacon, pendant deux ou trois jours, une partie d'huile figée très-chargée par macération de l'odeur de jasmin, une partie d'alcool à 90°; après ce temps on expose le mélange à la gelée: l'huile se solidifie et se précipite au fond du flacon.

On obtient l'alcoolé *d'iris de Florence* en laissant macérer pendant huit jours 1 partie de cette racine pulvérisée dans 8 parties d'alcool à 90°; on filtre la liqueur et on la conserve dans un flacon bouché.

Alcoolat de Garus.

(Élixir de Garus.)

Aloès succotrin............	32 gram.
Safran...................	32
Myrrhe..................	16
Cannelle................	16
Girofles................	16
Noix muscades...........	16
Alcool à 21° cent.........	8000
Eau de fleurs d'oranger....	500

On laisse macérer pendant deux jours, on distille au bain-marie jusqu'à ce qu'on obtienne

3.

une quantité de liqueur distillée égale à 4000 grammes ; on ajoute à cette liqueur :

Sirop de capillaire.... 5000 gram.

On pourra donner à cet alcoolat une couleur dorée, avec du safran qu'on y fera macérer en quantité suffisante.

Alcoolat de mélisse composé.

(Eau de mélisse spiritueuse, eau des Carmes.)

Mélisse fraîche en fleurs....	750 gram.
Zestes frais de citrons.....	125
Cannelle fine.............	64
Girofles.................	64
Muscades...............	64
Coriandre sèche.........	32
Racine sèche d'angélique...	32
Alcool à 31° cent.........	4000

On coupe la mélisse et les zestes de citrons ; on concasse les autres substances ; on fait macérer pendant quatre jours et on distille au bain-marie, pour retirer toute la partie spiritueuse.

Cet alcoolat est stomachique et vulnéraire ; la dose est de 2 à 8 grammes pris dans un liquide approprié.

Alcoolat d'huiles volatiles.

(Eau de Cologne.)

Huile volatile de bergamotte......⎫
— . de citron......... ⎬ 96 gram.
— de cédrat........ ⎭
— de romarin....... 48 gram.
— de fleurs d'oranger. 48
— de lavande........ 48
— de cannelle....... 24
Alcool à 84° cent............... 1200
Alcoolat de mélisse composé...... 1300
— de romarin............ 1000

On fait dissoudre les essences dans l'alcool ; on ajoute les deux alcoolats ; on laisse en contact pendant deux jours et on distille au bain-marie, jusqu'à ce qu'il ne reste plus dans la cucurbite que la cinquième partie de la liqueur.

Alcoolat d'huiles volatiles.

(Eau de Cologne par mélange.)

Huile essentielle de bergamotte. .... 45 gram.
— de citron......... 45
— de cédrat......... 45
— de fleurs d'oranger. 30
— de lavande........ 20
Alcoolé de benjoin........ 15

Alcool de musc................ 20 gouttes
Alcool dit 3/6................. 1000

On mêle exactement.

Un grand nombre de personnes ont des formules à peu près semblables pour préparer l'eau de Cologne par simple mélange ; chacune croit que sa formule est supérieure.

DES ALCOOLÉS.

Ce sont des médicaments formés d'alcool à divers degrés et de différentes substances, qui sont préparés, soit par mélange, soit par solution ou par extraction. Les médicaments que l'on obtient par ces deux derniers modes, sont désignés ordinairement sous le nom de *teinture.*

Les alcoolés sont employés à l'intérieur et à l'extérieur ; nous citerons parmi les premiers, comme des médicaments non répugnants et agréables, les alcoolés de baume de Tolu, de cannelle, de girofles, de safran, de vanille, de citrons et de trois aromates.

On les prépare ordinairement en faisant macérer les substances aromatiques avec de l'alcool dans les proportions de 1 partie de substance sur 4 d'alcool, et après quatre à huit jours de macération on passe avec expression et on filtre.

Ces alcoolés sont administrés en petite quantité, dans des potions ou des mixtures; on leur attribue des propriétés toniques et antispasmodiques. Leur saveur est adoucie par le sucre que contiennent les potions.

Les alcoolés préparés par mélange, dont nous venons de parler, sont l'alcoolé sulfurique, l'alcoolé azotique et l'alcoolé chlorhydrique, qu'on désigne ordinairement sous le nom d'acide sulfurique, nitrique, chlorhydrique dulcifiés.

Ces alcoolés se préparent en mêlant 1 partie d'acide et 3 parties d'alcool.

Dans le mélange de l'alcool et de l'acide, il se produit une action chimique; dans l'alcool sulfurique, il se forme de l'acide sulfovinique; dans l'alcool azotique, il se produit un peu d'éther azoteux; et dans l'alcool chlorhydrique, il se fait également un peu d'éther.

On regarde l'alcoolé d'acide sulfurique comme astringent, et les deux autres comme diurétiques.

Nous avons eu l'occasion de remarquer que l'alcoolé d'acide chlorhydrique est un puissant diurétique; nous l'avons vu employer pour calmer les ardeurs d'urines qui se déclarent au commencement des gonorrhées.

On en mêle 8 ou 12 grammes à 1 litre d'eau; on fait prendre aux malades deux litres par jour de ce mélange.

Les alcoolés dont nous venons de parler, peuvent être considérés comme des médicaments agréables.

Décrivons à présent les formules de quelques autres alcoolés.

Alcoolé de quinquina.

(Teinture de quinquina.)

Écorce de quinquina gris.... 125 gram.
Alcool à 26° cent.......... 500

On fait digérer pendant huit jours; on passe avec expression et on filtre.

Pour faire de cet alcoolé un médicament agréable, on n'a qu'à le bien sucrer et faire macérer avec le quinquina 4 grammes d'anis concassé.

On prépare de même les alcoolés de quinquina jaune et de quinquina rouge.

Alcoolé de jalap.

(Eau-de-vie allemande.)

Racine de jalap........... 80 gram.
Racine de turbith......... 10
Scammonée d'Alep........ 20
Alcool à 56° cent......... 960

On fait digérer pendant huit jours les substances dans l'alcool; on passe avec expression.

On prescrit cet alcool comme purgatif, depuis 10 jusqu'à 20 grammes, dans une infusion de violettes.

Pour lui donner un goût agréable, il faut le sucrer convenablement, et faire digérer avec les matières 8 grammes d'anis et 2 grammes d'amandes amères concassées.

Alcoolé de trois aromates.

(Teinture aromatique.)
(Essence céphalique de Bonferme.)

Noix muscades............ 64 gram.
Girofles.................. 64
Cannelle fine............. 48
Fleur de grenadier........ 48

On fait digérer pendant huit jours; on passe avec expression et on filtre.

Cette teinture est employée dans les maux de tête qui proviennent de contusion ; on en met un peu dans le creux de la main, et on le respire.

Alcoolé balsamique.

(Teinture balsamique.)

(Baume du Commandeur de Permes.)

Racine d'angélique de Bohême.	16 gram.
Feuilles d'hypéricum.........	22
Alcool à 80° cent...........	1125

On fait digérer à une douce chaleur, en vase clos, et on agite de temps en temps pendant huit jours ; on passe avec expression et on ajoute à la liqueur :

Myrrhe.................	16 gram.
Oliban.................	16

On fait digérer comme il a été dit, et on ajoute :

Baume de Tolu...........	96 gram.
Benjoin................	96
Aloès.................	16

On triture bien dans un mortier les dernières substances, pour les diviser et les dissoudre autant que possible, et on filtre.

Cet alcoolé est cordial, stomachique et excitant ; mais on l'emploie le plus souvent à l'extérieur pour consolider les plaies nouvelles et les meurtrissures, et en prévenir la suppuration 'on ; il guérit communément en fort peu de mps ; on l'applique également sur les dents ouloureuses pour calmer le mal.

Alcoolé de quinquina composé.

(Élixir odontalgique du docteur Bonnard.)

Teinture de quinquina jaune.... 16 gram.
Laudanum liquide........... 2
Éther azoteux.............. 2
Huile volatile de menthe poivrée. 60 gouttes.
Huile de girofle.............. 60
Alcool dit 3/6.............. 125

Faites S. A. cet alcoolé.

On en met quelques gouttes sur la dent où 'on éprouve une douleur plus ou moins forte. rdinairement l'application de cet alcoolé calme.

Alcoolé d'absinthe avec girofles.

(Quintessence d'absinthe.)

Sommités sèches d'absinthe. 30 gram.
Girofles concassés........ 20
Sucre blanc............. 10
Alcool à 36° cent........ 320

On fait digérer pendant huit jours ; on exprime ; on fait dissoudre le sucre et on filtre.

Cet alcoolé est stomachique, excitant et

4

antiventeux et vermifuge. La dose est de 20 à 30 grammes.

Pour le rendre plus agréable, il faut le sucrer davantage, par conséquent le bien sucrer.

Alcoolé d'ipécacuanha d'Alibert.

Poudre d'ipécacuanha........... 30 gram.
Faites digérer dans alcoolat d'anis. 125
Ajoutez sucre, quantité suffisante.

Alcoolé d'ipécacuanha de Bories.

Ipécacuanha en poudre..... 30 gram.
Émétique................ 60 centigr.
Sucre................... 125 gram.
Alcoolat d'anis............ 125
Vin blanc vieux........... 1 litre.
Faites macérer pendant huit jours et filtrez.

La dose est depuis 2 jusqu'à 6 grammes pour les enfants, et jusqu'à 64 grammes pour les adultes.

Ces deux teintures seraient plus agréables, en les préparant avec de l'ipécacuanha à l'éther.

DES APOZÈMES.

On appelle apozèmes, des médicaments liqui- des obtenus par décoction de diverses sub-

stances végétales, auxquels on ajoute parfois des
sels, des sirops, et qu'on fait prendre aux
malades en une ou deux prises, le matin à jeun.

Les apozèmes sont administrés comme toniques, apéritifs, fondants et antipériodiques.

Pour rendre quelques-uns de ces médicaments agréables, à raison de ce qu'ils ne sont
pas trop répugnants, on peut faciliter leur
ingestion en les édulcorant avec certains
sirops, comme le sirop de nymphæa ou le sirop
de limon, d'orgeat, de quinquina, et les aromatiser avec l'anis, la cannelle ou les girofles.

Nous allons décrire la préparation des apozèmes du docteur Roucher et de Lieutaud.

Apozème fébrifuge et pectoral du Dr Roucher.

Quinquina rouge concassé.... 8 gram.
Lichen d'Islande........ 8
Fleurs de fussillage......... 1 pincée.
Feuilles de lierre terrestre... 1/2 poignée.

Faites S. A. un verre d'apozème que l'on édulco-
rera avec :

Sirop de baume de Tolu...... 32 gram.

On le fait prendre dans la matinée à jeun,

pour les affections chroniques de la poitrine accompagnées d'une exacerbation fébrile. Il convient aussi dans les cas où les récidives des accès de fièvres ont produit de l'épuisement.

Apozème fébrifuge de Lieutaud.

Racine de chicorée.......... 32 gram.
Orge perlé................. 16
Feuilles d'oseille........... 1/2 poignée.

Faites cuire dans 1000 grammes d'eau jusqu'à réduction de 800 grammes.

On le fait prendre en quatre prises, d'heure en heure.

Pour rendre cet apozème agréable, on ajoutera à chaque prise 16 grammes de sirop, ou de nymphæa, ou d'orgeat, ou de groseille.

Baume de miel de Hill.

Baume de Tolu............. 30 gram.
Styrax................... 8
Opium................... 4 grains
Miel blanc............... 250 gram.
Alcool................... 1 litre.

On fait macérer pendant huit jours.

Une cuillerée à café dans une tisane appropriée, contre les bronchites.

Du baume de copahu.

Le baume de copahu est un excellent remède contre la blennorrhagie ; mais, comme il a une odeur et une saveur repoussantes, il est utile de pouvoir annuler l'une et l'autre, sans nuire à ses propriétés.

C'est ce que nous avons fait, tout aussitôt que M. Lhéritier eut proposé de substituer les préparations de styrax liquide à celles du baume de copahu. Nous persistons aujourd'hui à faire le mélange des deux baumes, par la raison que le baume de copahu n'a pas été abandonné dans son emploi médical.

Ainsi, depuis plus de dix ans, nous avons préparé des pilules avec 3 parties de baume de copahu et 1 partie de styrax liquide purifié. M. Pourché, professeur-agrégé à la Faculté de Médecine, a bien voulu les prescrire à plusieurs malades de la Maison centrale, dont il était le chirurgien. M. Pourché a obtenu de bons effets de l'administration de ces pilules, comme il les obtenait ordinairement du baume de copahu pur.

Le mélange du baume de copahu avec le

4.

styrax liquide purifié, offre un médicament qui n'est pas désagréable, que les malades peuvent prendre sans aucune répugnance ; ainsi, le styrax liquide est un moyen très-précieux de corriger et de châtrer ce qu'offrent de répugnant l'odeur et la saveur du baume de copahu.

Nous savons bien que, pour faciliter l'ingestion du baume de copahu, on le fait prendre dans des capsules gélatineuses ; mais si, par ce moyen, on évite le mauvais goût de ce médicament, le malade, après l'avoir pris, en éprouve des éructations, et la saveur désagréable de ce baume lui arrive au gosier ; ce qui n'a pas lieu avec le baume de copahu corrigé par le styrax ; on n'éprouve dans les renvois que la saveur de cette dernière substance.

Des bières médicinales.

C'est un médicament composé de bière et de quelques principes plus ou moins actifs, extraits des substances végétales par macération.

Afin que les bières médicinales puissent se conserver, on y mêlera 30 grammes d'alcool par litre, et on les rendra d'une saveur agréable au moyen du sucre et de quelque aromate.

DES BISCUITS MÉDICINAUX.

Ces sortes de médicaments sont habituelle-
ment les biscuits ordinaires, dans lesquels on
incorpore certaines substances purgatives et
vermifuges.

Biscuits purgatifs.

Jalap en poudre................ 24 gram.
Amandes amères pelées et en pâte. 64
Sucre en poudre............... 250
Farine........................ 185
Œufs, quantité suffisante pour 15 biscuits.

On donne un de ces biscuits à un enfant de
4 à 5 ans pour le purger. On peut en donner
8 à 10 grammes à un adolescent.

Biscuits purgatifs et vermifuges.

Jalap en poudre............. 16 gram.
Mercure doux............... 16
Sucre.................... 250
Farine................... 125
Œufs suffisante quantité par 30 biscuits.

Chaque biscuit contient 50 centigrammes de jalap
et autant de mercure doux.

Des bols.

Les bols étant des espèces de pilules, nous renvoyons à l'article où nous traiterons des pilules, parce que nous avons à faire les mêmes observations sur ces deux médicaments.

DES BOISSONS MÉDICINALES.

On appelle boisson, des médicaments liquides que l'on administre comme les tisanes, aux malades dans certaines circonstances.

Dans le Formulaire de Cadet Gassicourt, on trouve la formule de quelques boissons', que nous rapporterons et sur lesquelles nous ferons quelques observations.

Boisson antiseptique de Stoll.

Orge monde............ 64 gram.
Nitrate de potasse...... 6
Sirop de vinaigre....... 64

Faites bouillir l'orge dans quantité suffisante d'eau jusqu'à ce qu'il soit crevé; ajoutez à la colature, qui doit être de 1,000 gram., le sel et le sirop compris.

On donne cette boisson par tasse, de demi-heure en demi-heure; elle convient dans les fièvres inflammatoires, l'esquinancie, etc.

Boisson antinarcotique de Vans Mons.

Café torréfié............ 12 gram.
Vinaigre de vin......... 40
Sucre.................. 8

Chauffer le vinaigre avec le café jusqu'à ébullition, passer et ajouter le sucre.

On pourrait mieux encore, faire du café par la méthode ordinaire ; on mêlerait ce café à l'eau avec le vinaigre de vin et on sucrerait bien le tout.

Cette boisson, ainsi préparée, serait plus agréable à prendre et produirait un meilleur effet, en la prescrivant aux personnes qui ont fait un abus d'opium.

Boisson tempérante de Montpellier.

Sirop de vinaigre framboisé... 90 gram.
Eau commune.............. 1 litre

Mêler.

Cette boisson, qui est assez agréable, peut être administrée comme tempérante et remplacer certaines tisanes d'orge ou de chiendent, qui finissent par occasionner du dégoût aux malades.

Ne pourrait-on pas, pour leur usage, varier cette même boisson en l'édulcorant tantôt avec un sirop, tantôt avec un autre?

On édulcorerait 1 litre d'eau avec 80 ou 100 gram. de l'un ou de l'autre des sirops désignés ci-dessous :

> Sirop d'orgeat;
> Sirop de capillaire;
> Sirop de gomme ;
> Sirop de coings ;
> Sirop de baume de Tolu ;
> Sirop de violettes.

On pourrait encore admettre comme boisson des malades, le soluté de gomme, le soluté de cachou et le soluté d'albumine, en les édulcorant convenablement. Nous donnerons les formules de ces divers solutés.

Les médecins, en adoptant l'usage de ces boissons agréables pour leurs malades, feront une bonne chose qui pourra faciliter leur guérison.

Boisson alcaline à la vanille, du prof. Bouchardat.

Bicarbonate de soude........	1 gram.
Eau....................	1 litre

Sucre.................... 50 gram.

Teinture à la vanille....... 5

On pourra, tour-à-tour, selon le goût du malade, remplacer la teinture à la vanille par la teinture de cannelle ou toute autre.

D'après M. Bouchardat, l'essentiel est de donner au malade une boisson qui lui plaise sans fatiguer l'estomac, sans déterminer de dégoût. C'est bien la condition essentielle d'un remède lithontriptique dont on doit faire un long usage.

Les médecins devraient prendre pour modèle M. Bouchardat, en ayant égard aux sentiments d'humanité que ce professeur exprime.

DES BOUILLONS.

Quant à leur emploi, on les divise en bouillons alimentaires et en bouillons médicinaux.

Nous allons donner quelques formules de bouillons médicinaux, parce qu'on peut les considérer comme des médicaments agréables, surtout en les sucrant comme nous l'avons conseillé et y faisant l'addition de trois amandes amères concassées.

Bouillon de veau.

Rouelle de veau.......   125 gram.
Eau de rivière........   1000

On fait cuire à une douce chaleur, dans un vase couvert, pendant deux heures; on passe le bouillon quand il est refroidi.

On prépare de même les bouillons de

Mou de veau, de poulet, d'écrevisses, de tortues et de grenouilles.

Nous venons de décrire la formule du Codex, qui donne plutôt une tisane un peu forte qu'un bouillon; aussi nous préférons de ne mettre que 500 gram. d'eau au lieu de 1000, et de faire cuire pendant trois heures.

Pour rendre ces bouillons plus agréables, il faudra, avant de les passer, y ajouter deux ou trois amandes amères concassées, et, le bouillon étant passé, on pourra y ajouter 32 ou 45 gram. de sucre, qui en corrigera singulièrement la saveur fade.

Bouillon pectoral de Bailly.

Poulet...............   demi
Raisins de caisse......   1 poignée.

Amandes douces conc..	N° *xx*.
Salep...............	1 cuil. à bouche.
Dattes mondées.......	N° *xij*.
Jujubes.............	N° *xij*.
Cerfeuil.............	1 pincée.

On fait bouillir dans un litre d'eau jusqu'à réduction de moitié ; on fera bien d'y ajouter 3 amandes amères concassées et de le sucrer convenablement, pour en rendre la saveur agréable.

On le prescrit dans les affections catarrhales, dans les toux avec irritation, dans les phthisies, etc.

Bouillon analeptique du professeur Golfin.

Jeune poulet............	N° 1
Mou de veau............	125 gram.
Semences froides concass..	16
— de pavot concass.	8
Riz..................	16
Laitue...............	1 poignée.
Endive...............	1
Racine d'angélique.......	4 gram.
Amandes amères concass..	N° 8
Eau..................	1000 gram.

On coupe le mou de veau à petits morceaux;

on farcit le poulet avec les semences et le riz ;
on fait cuire au bain-marie pendant quatre
heures ; on ajoute les feuilles ; on entretient
l'ébullition pendant demi-heure ; après ce temps
on ajoute les amandes amères ; on laisse infuser
pendant une heure ; on passe ; on laisse refroidir ; on enlève la graisse et on fait chauffer le
bouillon au moment de le prendre.

Avant de le chauffer nous conseillons d'y
ajouter du sucre en *q. s.* pour en rendre la saveur
plus agréable.

Du Café.

Le café mérite d'être étudié par rapport aux
diverses propriétés qui lui ont été reconnues
comme étant un désinfectant, et parce qu'il
jouit de l'action de corriger et de châtrer la
saveur amère et désagréable de quelques médicaments.

1° Le café, d'après les expériences qui ont
été faites par M. le docteur Frédéric Weber,
jouit de propriétés désinfectantes fort remar-
quables : il annibile les effets fâcheux des effluves
des animaux et des végétaux, et les détruit
entièrement.

De même, le café est un excellent moyen pour détruire l'odeur du musc, du castoréum, même de l'assa fœtida.

Le procédé employé par M. Weber consiste à piler une quantité donnée de café, et de la placer sur une plaque de fer modérément chaude, de manière à donner au café une teinte brunâtre.

M. Weber s'est assuré que l'acide caféique et l'huile essentielle empyreumatique du café agissent encore avec plus de rapidité et sous un moindre volume.

Les médecins devraient s'assurer, par des expériences médicales, si le castoréum, l'assa fœtida, en perdant leur odeur, conservent leurs propriétés médicales. S'il en était ainsi, le café serait destiné à jouer un grand rôle dans l'art de guérir.

2° Nous avons dit que le café possédait la propriété de rendre certains médicaments agréables, en châtrant et corrigeant la saveur désagréable qu'ils avaient. Parmi ces substances, nous citerons le séné, le sulfate de magnésie, le sulfate de quinine et le sulfate de soude.

Du séné. — Cette substance est un excellent purgatif ; mais ce qui rend quelquefois son emploi difficile, c'est qu'il a une odeur et une saveur nauséeuses. Nous savons aujourd'hui qu'en l'associant au café torréfié, on en fait un médicament agréable.

Un professeur de la Faculté de médecine (Broussonnet père), sans avoir déterminé la propriété du café d'agir efficacement sur le séné, prescrivait aux enfants une médecine qu'il faisait préparer avec cette feuille et le café torréfié, et il faisait blanchir avec du lait l'infusion de ces deux substances.

Dans le *Bulletin de Thérapeutique* on indique l'emploi du séné de la même manière. Voici comment on s'exprime :

On fait une légère décoction de café qu'on mélange avec du lait, de manière à avoir un café au lait assez faible, mais qui pourtant conserve l'odeur du café. En faisant la décoction, on a pris soin de mélanger avec la poudre de café une certaine quantité *de séné*. Cette quantité varie suivant l'âge de l'enfant, depuis une simple pincée jusqu'à 8 et même 10 grammes.

On a donc ainsi un café au lait contenant une assez grande proportion de séné et qu'on peut sucrer à volonté. Cette préparation est prise avec avidité par les enfants, qui généralement aiment le café au lait. En y joignant une petite quantité de pain, ils sont plus complètement trompés, et l'action purgative du médicament ne s'exerce pas moins bien. En général, quelques heures après, l'enfant commence à aller à la garde-robe. L'effet purgatif est aussi puissant que celui qu'on obtient à l'aide des autres substances, telles que les sels neutres, les huiles.

Le séné est généralement bien supporté par les enfants. Administré suivant le procédé qui vient d'être indiqué, il ne détermine point les coliques, quelquefois si douloureuses, qu'il provoque chez les adultes; il purge bien et d'une manière sûre. Il importe donc d'appeler l'attention sur ce médicament, qui, de nos jours, est un peu délaissé. Il ne faut pas croire qu'on puisse l'employer chez l'enfant, indistinctement, dans tous les cas où l'usage d'un purgatif est formellement indiqué. Celui-ci est recommandé seulement lorsque la répugnance des enfants

5.

pour les purgatifs ordinaires est irrésistible.
Il y a vraiment un grand avantage à avoir alors
à sa disposition un médicament qui peut être
administré au malade à son insu, et qui souvent même peut être désiré par lui.

Du sulfate de magnésie. — M. Ludovic
Combes, élève en pharmacie, a consigné en
1847, dans le *Journal de pharmacie et de chimie,*
un moyen d'enlever au sulfate de magnésie
l'amertume désagréable de ce sel, sans nuire
à ses propriétés, en faisant agir le tannin sur ce
corps ; mais il a cru mieux réussir encore en
remplaçant le tannin par une substance astringente et d'une odeur agréable. Pour remplir
cette double indication, M. Combes a choisi
le café, et d'après ce choix il a proposé la formule suivante :

Sulfate de magnésie....... 30 gram.
Poudre de café torréfié...... 10
Eau (environ)........... 500

Faites bouillir fortement pendant deux minutes dans
un vase non étamé ; retirez et laissez infuser quelques
instants, afin de donner le temps à l'arome de se dé-

velopper; puis, filtrez ou passez simplement. On sucrera à volonté pour boire chaud.

On ne peut découvrir dans cette boisson la moindre trace de sulfate de magnésie.

Le sulfate de magnésie, qui paraissait devoir être expulsé de la thérapeutique, étant réhabilité, sera toujours employé en médecine comme un purgatif avec le même succès, d'autant plus que son emploi offre une action plus sûre que celle du citrate et du tartrate de magnésie.

Sulfate de quinine. — Le hasard a fait découvrir à M. Des Vouves un nouveau mode d'administrer le sulfate de quinine.

On sait que, dans les colonies, on est dans l'usage de prendre une tasse de café à l'eau aussitôt qu'on est levé. M. Des Vouves étant, en 1842, à la Martinique et souffrant d'une fièvre intermittente, eut l'idée, en prenant sa tasse de café le matin, de mêler 20 centigr. de sulfate de quinine dans une cuillerée de café. Quel fut son étonnement de ne plus apercevoir la saveur amère de ce sel : elle avait disparu complètement. M. Des Vouves fut obligé de reconnaître que la disparition de l'amertume du sulfate de quinine était due au café.

Ainsi, le problème relatif à l'administration du sulfate de quinine comme médicament agréable, était résolu.

Mais il importait d'établir d'une manière exacte dans quelles proportions il fallait employer le café ; nous empruntons à M. Dorvault ce qu'il a établi à cet égard d'après ses expériences.

La formule la plus favorable pour préparer le café et y associer le sulfate de quinine, est la suivante :

Café torréfié et moulu.... 10 gram.
Eau bouillante.......... 100

On traite par déplacement, on passe, et on ajoute, après l'avoir bien trituré dans un mortier de porcelaine :

Sulfate de quinine....... 1 gram.
Sucre 15

Voilà les proportions qui ont été établies par M. Dorvault pour obtenir un bon résultat. C'est au médecin à doser la quantité de sulfate de quinine qu'il voudra employer ; il aura le soin dans cet emploi de suivre les proportions des deux substances qui constituent la formule de M.Dorvault, qui a établi, ainsi que M.Quesvenne,

u'il faut bien diviser le sulfate de quinine ,
e point ajouter d'acide pour faciliter la disso-
ution , et ne pas se servir de café trop fort.
n a donné les proportions convenables du
afé et du sulfate de quinine à employer.

Des capsules gélatineuses.

L'emploi des capsules gélatineuses nous paraît mauvais, parce que, s'il favorise l'ingestion
des médicaments, il ne saurait éviter ce qu'offrent de désagréable au gosier les éructations
qu'elles produisent.

MM. Mottes et Double ont pris un brevet
d'invention pour la fabrication des capsules
gélatineuses à l'usage de la pharmacie. C'est
donc pour les capsules vides qu'ils ont été
brevetés , et dès l'instant qu'ils ont livré des
capsules remplies de certains médicaments,
ils auraient dû être déclarés en contravention
avec leur brevet et sa déchéance aurait dû être
prononcée.

Divers autres pharmaciens ont obtenu des
brevets d'invention pour préparer et vendre des
capsules ; nous citerons MM. Raquin, Durlon ,

Hunault, Simonin, Jules Pagne, Thevenet et d'autres.

M. Josce dit qu'il prépare des capsules avec le caséum, qu'il regarde comme supérieures à toutes les autres, à raison de ce qu'elles sont faciles à digérer.

Nous dirons que M. Josce conseille de recouvrir les pilules avec le caséum desséché et réduit en poudre. Ce ne sont donc pas des capsules, mais bien des pilules recouvertes. Nous décrirons son procédé à l'article des pilules.

Carton fumigatoire contre l'asthme.

Pâte de carton gris...........	120 gram.
Azotate de potasse..........	55
Poudre de belladone........	
— de stramonium.......	
— de digitale..........	
— de lobelia inflata.....	
— de phellandre......āā.	5
— de myrrhe..........	10
— d'oliban............	10

Incorporez toutes ces poudres dans la pâte du carton; divisez la masse en trois plaques de trois lignes d'épaisseur; faites sécher dans des moules à pâte de jujubes, puis divisez chacune de ces plaques en douze petits carrés. Pour faire usage de ce carton, on prend un carré, on y met le feu, en ayant soin, avant de l'enflammer, de bien fermer la chambre du malade. On répètera la même combustion tous les soirs pendant un certain temps. (*Journ. des conn. méd.* sept. 1852.)

Cigarettes balsamiques du professeur Golfin.

On prépare un fort alcoolé de baume de Tolu avec de l'alcool à 36° centig. ; on y trempe une feuille de papier blanc ; ce papier doit avoir de 10 à 11 centimètres de longueur, sur 8 centimètres 25 millimètres de large. Lorsqu'il est bien imbibé d'alcoolé de baume de Tolu , on le sort et on le met à sécher ; on renouvelle cette opération trois ou quatre fois, afin de bien charger le papier de baume de Tolu. Lorsque, pour la dernière fois, on sort le papier de l'alcoolé, on le saupoudre aussitôt sur ses deux faces avec une petite quantité de la poudre suivante:

> Iris de Florence...... 32 gram.
> Nitrate de potasse.... 2

On met à sécher et on roule le papier ainsi préparé ; on le recouvre ensuite d'un papier fin de couleur, dont on colle les bords avec du mucilage de gomme arabique.

Ces cigarettes, préparées avec le baume de Tolu seulement, ne brûlaient pas facilement, elles s'éteignaient même si on suspendait un moment de fumer ; cet inconvénient m'a engagé à ajouter le mélange d'iris et de nitrate, pour leur donner un caractère de combustibilité.

Ces cigarettes conviennent dans la fluxion chronique de la membrane muqueuse des bronches, surtout dans les catarrhes chroniques, dans l'asthme nerveux, catarrhal, dans l'œdème du poumon.

Telle est la formule qui nous a été communiquée d'abord par M. le professeur Golfin.

Nous avons préparé un grand nombre de fois de ces cigarettes ; nous avons trouvé qu'il était plus commode de passer sur une feuille de papier Joseph une couche d'alcoolé de baume de Tolu, avec un pinceau, et de la placer sur une feuille tendue pour la faire sécher ; on passe ainsi quatre ou cinq couches de la même manière sur le papier et on saupoudre, comme il a été dit, avec le mélange d'iris de Florence et de nitrate.

M. le professeur Golfin a fait ajouter, pour
es rendre plus calmantes , de la feuille de
tramonium en poudre grossière; les cigarettes
ui contiennent cette dernière substance brûlent
ieux.

Du citrate de magnésie.

En 1847, M. Roger–Delabarre, en opérant
quelques expériences sur les sels de magnésie,
fût amené à faire cette remarque que le citrate
de magnésie est dépourvu de la saveur amère
et désagréable qui caractérise tous les sels de
cette base. Dès–lors , ce pharmacien conçut
l'idée de faire prendre le citrate de magnésie ,
en composant avec ce sel la formule d'une
nouvelle eau de Sedlitz agréable à boire, parce
qu'elle est privée d'amertume.

Nous avons donné dans notre Pharmacopée,
la formule de ce citrate liquide. M. Roger n'a pas
décrit la formule du citrate de magnésie en
poudre, parce qu'il en a fait l'objet d'une spé-
culation, en vendant cette poudre de citrate de
magnésie sucrée et parfumée; si bien qu'on n'a
qu'à la dissoudre dans l'eau pour en faire usage.

Nous allons donner les formules qui ont été

6

établies par M. Rabourdin, pour avoir la limonade à 32, 48 et 60 grammes.

On prend pour....... 32   48   60 gram.
Magnésie blanche. 12   19   23
Acide citrique cristallisé 19   29   36
Pour une bouteille à eau gazeuse.

Lorsqu'on veut avoir une limonade mous-
seuse, on dissout dans l'eau 7 gram. de magnésie blanche et 5 gram. d'acide citrique, et
l'on bouche de suite très-exactement.

Maintenant nous allons donner diverses autres
formules de citrate ; nous commencerons par
celle de M. Dorvault.

Citrate de magnésie solide, par Dorvault.

Acide citrique cristallisé.. 100 gram.
Magnésie calcinée........ 29

Broyez l'acide avec l'eau, puis ajoutez peu à peu la
magnésie ; mieux, supprimez l'eau ; faites fondre
l'acide au bain-marie dans son eau de cristallisation, et
incorporez exactement la magnésie. Dans l'un et
l'autre cas vous obtiendrez un mélange pâteux qui,
au bout de quelque temps, deviendra solide ; alors
pulvérisez-le et conservez-le pour l'usage.

Le citrate de magnésie ainsi préparé est neutre, et cependant très-soluble dans l'eau, puisqu'il se dissout dans deux fois son poids d'eau seulement. Mais, dissous dans cette quantité, il se précipite au bout de quelques heures et perd toute sa solubilité, même dans une grande quantité d'eau.

Au contraire, le citrate de magnésie étant dissous dans huit ou dix fois son poids d'eau, sa dissolution est permanente, et, dans cet état, M. Dorvault nomme ce sel *citrate de magnésie officinal*.

On peut remplacer les 29 gram. de magnésie calcinée par 64 gram. d'hydrate de magnésie carbonaté. Dans ce cas, il y a effervescence due au dégagement de l'acide carbonique, et le produit qu'on obtient est léger, poreux, blanc, et a l'aspect du bicarbonate de soude entier.

Il est à peu près insipide ; si on voulait l'obtenir d'une agréable acidité, il faudrait augmenter la dose d'acide de 4 gram.

Pour rendre plus agréable le citrate de magnésie solide, on n'a qu'à le sucrer convenablement, et à l'aromatiser au citron ou toute autre substance aromatique.

Ne pourrait-on pas dire qu'il sera permis maintenant aux médecins de prescrire, pour le citrate de magnésie en poudre, la quantité qu'ils jugeront convenable, comme ils prescrivent tout autre sel ?

On sait que 50 gram. de citrate de magnésie agissent à peu près comme 30 gram. de sulfate de magnésie.

Du citrate de soude.

On a proposé de remplacer le citrate de magnésie par le citrate de soude, à raison de ce qu'il est plus soluble.

Pour obtenir le citrate de soude, on met dans une capsule 100 gram. d'eau distillée, avec 150 gram. d'acide citrique et 200 grammes de carbonate de soude; on place le vase dans une étuve, et il se forme un sel en aiguilles prismatiques d'une saveur agréable.

50 grammes de citrate de soude dissous dans 500 grammes d'eau ou une moindre quantité, édulcorés avec 60 gram. de sirop de limon ou tout autre au goût du malade, constituent un purgatif presque aussi agréable et plus sûr dans

ses effets, que s'il avait été préparé au citrate de magnésie.

Du boro-citrate de magnésie.

M. Cadet Gassicourt a proposé l'addition de l'acide borique au citrate de magnésie, pour rendre ce sel plus soluble et donner à sa solution une durée plus longue.

Voici comment M. Cadet Gassicourt propose de préparer ce sel. Ce pharmacien a donné la formule pour dix bouteilles d'eau purgative au boro–citrate de magnésie ; nous allons réduire la formule pour une bouteille :

> Acide citrique........ 26 gram.
> Magnésie calcinée.... 8 —
> Acide borique....... 11 — 50 centigr.

Faites dissoudre l'acide citrique dans 200 gram. d'eau distillée et filtrez ; mettez ensuite la magnésie et l'acide borique, et versez peu à peu la solution acide, pour former une pâte, en remuant avec une spatule en verre ; puis délayez cette pâte dans le restant de la solution ; portez le tout à l'ébullition, et, la matière étant épaissie, enlevez-la du feu pour la faire sécher à l'étuve et la réduire en poudre.

> On mêle cette poudre avec Sucre. 72 gram.
> Acide citrique................ 10
> Bicarbonate de soude.,........ 5

6.

on aromatise et on fait dissoudre le tout dans un verre
d'eau à prendre durant le temps de l'effervescence.

Du citrate de fer et d'ammoniaque.

Nous allons terminer ce que nous avions à
dire sur les citrates, en décrivant la formule du
citrate de fer et d'ammoniaque.

Ce sel, qui a été inventé par M. Béral, a
une couleur grenat; il est très-soluble dans
l'eau; sa saveur est presque nulle. On le prépare
de la manière suivante :

> Acide citrique cristallisé..... 5 gram.
> Eau distillée............. 20
> Ammoniaque liquide........ 2
> Peroxyde de fer hydraté..... 30

Dissolvez l'acide dans un peu d'eau bouillante, et
laissez un peu refroidir; ajoutez peu à peu l'ammoniaque et le peroxyde de fer hydraté; remuez la liqueur
pour opérer la solution.

Laissez refroidir, filtrez et évaporez en consistance
de sirop, puis distribuez dans des assiettes qu'on placera à l'étuve.

On aura un citrate de fer et d'ammoniaque, en
écailles transparentes et d'un bel aspect.

De la ciguë.

M. Devay, médecin à l'hôpital de Lyon, et M. Guillermond, pharmacien, se sont occupés de diverses préparations pharmaceutiques de la graine de la ciguë ; ils ont reconnu à ces médicaments des propriétés supérieures, dans leur emploi pour les maladies cancéreuses.

Des préparations qu'ils ont conseillées, nous allons donner les formules de deux sortes de pilules préparées avec la graine de ciguë, parce qu'il est à présent facile de masquer la saveur désagréable de ces médicaments.

Pilules cicutées N° 1.

On prend 1 gramme de fruit de ciguë (*Conium maculatum*) récemment pulvérisé ; on fait avec quantité suffisante de sucre et de sirop une masse que l'on divise en 100 pilules, qui sont du poids de 10 centigrammes, et que l'on recouvre de sucre à la manière des dragées. Cette manière doit convenir aux personnes qui ne sont point habituées encore aux médicaments, et qui ont un tempérament délicat. On commence par 2 pilules et l'on va progressivement jusqu'à 10, 15, 20, en augmentant d'une chaque jour. Alors il devient plus commode d'avoir recours aux pilules N° 2.

Pilules cicutées N° 2.

On prend 5 grammes de fruit de ciguë récemment pulvérisé; on les incorpore dans quantité suffisante de gomme et de sucre, pour faire une masse qu'on divise en 100 pilules et qu'on recouvre de sucre, comme nous l'avons dit pour les pilules N° 1.

Chaque pilule doit contenir 5 centigram. de fruit de ciguë, et doit peser 25 centigrammes.

Sirop de conicine.

Fruit de ciguë............	10 gram.
Alcool à 28°.............	60
Sirop de sucre aromatisé *ad libitum*.	3000

On fait une teinture de fruit de ciguë pour la mêler au sirop.

30 grammes de ce sirop représentent 1 décigramme de fruit de ciguë ou 1 milligramme de conicine. Une cuillerée à bouche étant l'équivalent de 30 grammes de sirop, le malade qui prend une pilule du N° 2, prendra une demi-cuillerée à bouche de ce sirop.

FORMULES POUR L'USAGE EXTERNE.

Baume de conicine.

On épuise les fruits de ciguë par l'alcool, et après en avoir séparé autant que possible la conicine, au moyen de l'éther et de la potasse caustique, on prend l'éther cicuté provenant de 100 gram. de ciguë, et 200 gram. d'axonge récente bien lavée ; on fait évaporer l'éther à l'air libre, c'est-à-dire, en versant peu à peu dans une assiette, et aussitôt que la plus grande partie du liquide aura été éliminée et que la conicine commencera à paraître sur l'assiette sous forme de *petites gouttelettes jaunes*, se séparant du reste du véhicule, on y incorporera l'axonge peu à peu, en remuant continuellement, et on fait évaporer le reste de l'éther. On aura ainsi un baume de conicine qui sera très-actif, et dont l'emploi sera fort commode.

Liqueur de conicine pour injection.

Alcoolé de semences de ciguë. 100 gram.
Eau de chaux.............. 900

Mêlez et filtrez au bout de quelques instants.
La conicine se séparant, on en pèse 1 gram. qu'on divise dans Axonge 80

Conicine.

Voici, d'après le Supplément de la Pharmacopée de Hambourg, le meilleur mode de préparation de la conicine.

Semences de *Conium maculatum* contusées.   2 kil.

Eau.................................   12

Chaux éteinte.......................   1

Mettez dans un alambic et distillez aussi longtemps que l'eau qui passe à la distillation a une odeur de conicine; saturez alors par l'acide sulfurique; évaporez jusqu'à consistance siropeuse. Traitez le résidu par un mélange d'une partie d'éther et deux parties d'alcool; décantez, ajoutez de l'eau au résidu en petite quantité et chauffez à une douce chaleur, au bain-marie, jusqu'à ce que tout l'esprit soit enlevé.

Traitez alors la liqueur avec environ la moitié de son poids d'une lessive de potasse caustique, et distillez à siccité. Ajoutez au résidu une nouvelle quantité de lessive, et distillez de nouveau; répétez cette opération jusqu'à ce que l'eau passée à la distillation n'ait plus l'odeur de conicine. La conicine se sépare alors de l'eau, et est suffisamment pure pour l'usage médical.

Liquide, incolore, huileuse, d'une densité de 0,89, d'une odeur nauséeuse, pénétrante; entrant en ébullition à $+ 170°$; très-inflammable, soluble dans 100 parties d'eau et 6 parties d'éther, se mêlant à l'alcool en toute proportion, la conicine est très-vénéneuse. Elle se colore en brun par le contact de l'air.

Séminoïdes de ciguë.

L'esprit d'innovation pousse les hommes et les porte à faire des recherches. C'est ainsi que M. Sauvan, pharmacien de Montpellier, a proposé de substituer aux pilules, les séminoïdes de ciguë, recouvertes en petites dragées à la manière de l'anis.

M. Deschamps d'Avallon va plus loin : il veut qu'on donne la préférence aux séminoïdes nues, sur les séminoïdes recouvertes.

Ces deux pharmaciens n'ont point voulu faire des médicaments agréables ; les graines de ciguë ont une saveur désagréable, tandis que les graines d'anis sont bonnes à manger, et que les enfants les aiment beaucoup.

En supposant qu'on pût avaler les graines de ciguë sucrées, cette partie du végétal étant avalée entière, ne devrait pas produire une action aussi active et aussi sûre que la même graine réduite en poudre fine et administrée sous forme de pilules.

DU CHOCOLAT.

Le chocolat pourrait être considéré comme un genre particulier de saccharure, étant formé de sucre et de cacao, qu'on travaille sur une pierre échauffée pour en faire une pâte à laquelle on incorpore divers aromates ; on y associe parfois des substances médicamenteuses.

Les chocolats sont un composé alimentaire ou médicinal ; les uns et les autres doivent être d'une saveur agréable ; dans ces derniers temps on a proposé le chocolat à l'iodure de potassium, dont nous ne donnerons pas la formule, parce que ce chocolat ne peut pas être un médicament agréable.

Nous allons donner les formules des chocolats agréables.

Chocolat au salep.

Chocolat simple. . . . . 500 gram.
Salep en poudre. 16

On ramollit le chocolat dans un mortier de fer échauffé ; on y incorpore la poudre de salep, et on remet le chocolat en moules par la méthode ordinaire.

On prépare de même le chocolat à *l'Arrow-root*, au *Topioka*, et avec toute autre fécule.

Chocolat au lichen d'Islande.

Cacao caraque............ 1000 gram.
—   des Iles........... 1000
Sucre en poudre........ 1820
Gelée de lichen d'Islande.. 700

On ramollit le chocolat dans un mortier de fer ; on y mêle exactement la gelée sèche de lichen et en même temps le sucre ; on met le chocolat dans les moules.

Chocolat au sulfate de quinine.

Sulfate de quinine.......   25 gram.
Chocolat..............   500

Faites 500 tablettes contenant chacune 5 centigr. de sulfate de quinine.

Chocolat fébrifuge de Durand, de Paris.

Protocarbonate de fer...... 30 gram.
Quinine brute............ 10
Chocolat.............. 960

Mélangez le tout S. A. et divisez la masse en pastilles de 1 gramme.

On obtiendrait un chocolat plus agréable en le parfumant à la vanille.

Chocolat purgatif à la magnésie.

Magnésie calcinée........ 100 gram.
Chocolat à la vanille...... 1000

Faites S. A. des pastilles de 30 grammes chacune, qui contiendront 3 grammes de magnésie calcinée.

Les tablettes de magnésie calcinée sont un purgatif doux, qui convient aux enfants et aux femmes.

Nous avons soupçonné qu'un pharmacien du Midi faisait entrer dans la composition de ces pastilles l'huile de croton tiglium. Ce qui semblait indiquer cette fraude, c'est que ces tablettes purgeaient quelquefois violemment, et procuraient parfois un fort vomissement.

Chocolat tempérant.

Chocolat de bonne qualité... 500 gram.
Semences froides récentes... 125
Sucre................... 125

Faites S. A. un mélange que vous distribuerez dans deux moules ordinaires, pour bien étendre la masse.

DES CONSERVES.

Les conserves sont des électuaires simples.

Les conserves que l'on compte parmi les

médicaments agréables, sont les conserves de roses rouges, de tamarin, de casse, de cynorrhodon.

On trouve la description de leur formule dans les ouvrages de pharmacie; néanmoins, nous allons décrire la préparation des conserves de tamarin, de cynorrhodon et de roses rouges, parce que ces conserves peuvent être considérées comme des médicaments agréables.

Conserve de tamarin.

Pulpe de tamarin........... 125 gram.
Sucre en poudre........ 162

On fait cuire au bain-marie jusqu'à consistance de miel et on renferme dans des pots qu'on bouche bien.

Cette conserve est rafraîchissante, laxative à la dose de 15 à 60 gram, ; elle se conserve très-bien en bon état.

Conserve de cynorrhodon.

Pulpe de cynorrhodon........ 1000 gram.
Sucre en poudre............. 1580

On mêle le sucre et la pulpe; on fait chauffer le mélange pendant quelques instants au bain-marie; on le renferme dans des pots.

La conserve de cynorrhodon est astringente et légèrement diurétique, à la dose de 4 jusqu'à 30 gram. On la prescrit quelquefois étendue sur une tranche de pain.

Conserve de roses rouges.

Roses rouges en poudre.... 64 gram.
Eau distillée de roses...... 125
Sucre en poudre.......... 500

On délaye la poudre de roses dans l'eau distillée de roses ; on laisse en contact pendant deux heures ; on ajoute le sucre et l'on triture pour avoir un mélange exact. On conserve dans des pots.

DES CRÊMES MÉDICINALES.

On désigne, en pharmacie, sous le nom de crême, des mélanges résultant de l'union de jaunes d'œuf, de sucre, de lait et de quelques aromates ; le tout uni quelquefois à des principes médicamenteux ; quelquefois on y fait entrer du beurre de cacao.

En général, les crêmes sont d'une ingestion facile, étant un médicament agréable.

Crême de Jeannet.

Beurre de cacao.......... 90 gram.
Huile d'amandes douces 60

Sirop de coquelicots........ 60 gram.

Eau de fleurs d'oranger.... 16

Faites S. A. une crême.

On prend cette crême par cuillerées à café, dans les toux opiniâtres.

Crême de Tronchin.

Beurre de cacao.......... 60 gram.

Sucre blanc 16

Sirop de baume de Tolu.... 30

— de capillaire......... 30

Faites S. A. une crême.

On l'administre à la même dose que la précédente et dans les mêmes circonstances.

Crême pectorale à l'acide prussique.

Acide prussique médicinal....... 2 gram.

Sucre 45

Sirop de guimauve............ 63

— de choux rouge........ 60

— de baume de Tolu....... 30

— de capillaire........... 30

— de pavots............. 8

— de cannelle............ 8

Faites S. A. une crême.

Crême pectorale de Cottereau.

Beurre de cacao......... 60 gram.
Pistaches 15
Amandes douces.......... 15
— amères......... 8
Sirop de violettes....... 30
— de jusquiame....... 30
Sucre vanillé........... 4

Faites S. A. une crême. —Dans les bronchites.

Crême pectorale de Huc.

Beurre de cacao............. 30 gram.
Sucre..................... 30
Sirop de limaçon........... 30
— de violettes........... 30

Faites S. A. une crême. — Dans les bronchites.

Crême pectorale d'Alibert.

Sucre blanc................. 30 gram.
Sirop de baume de Tolu....... 30
— de capillaire.......... 30

Mêlez. — Dans les affections spasmodiques de la poitrine ; dans les convalescences ; dans les marasmes.

DES CATAPLASMES.

Les cataplasmes sont des médicaments composés de diverses substances et d'une consistance molle, qu'on applique sur la peau.

Le plus ordinairement, les cataplasmes sont destinés à agir localement, quelquefois ils produisent une médication intérieure. Nous allons donner la formule d'un cataplasme de ce dernier genre.

Cataplasme anthelmintique.

Feuilles d'absinthe en poudre.. 96 gram.
—   de tanaisie   *id.*   ... 96
Gomme gutte   *id.*   ... 48
Aloès succotrin   *id.*   ... 18
Assa fœtida   *id.*   ... 48
Huile volatile d'aspic......... *q. s.*

Faites un cataplasme que l'on applique sur le ventre des enfants qui sont atteints de maladies vermineuses.

Ce cataplasme ne produirait-il pas un meilleur effet en le préparant avec partie égale d'eau et d'huile d'aspic ?

DE LA DIGITALE ET DE LA DIGITALINE.

La digitale et la digitaline sont des médicaments très-précieux, en raison des propriétés médicinales dont elles jouissent.

Administrés à haute dose, on leur a reconnu

un effet purgatif et quelquefois une action vomitive.

Donnés à petite dose, ils augmentent d'abord le nombre des pulsations artérielles, puis à cette action stimulante succède un effet sédatif plus persistant ; le pouls tombe souvent à 20 ou 30 pulsations par minute.

C'est parce qu'ils produisent ce ralentissement de la circulation, qu'on les administre dans les hypertrophies du cœur, dans les palpitations nerveuses.

Quant à la digitale, on l'emploie en médecine sous forme de poudre, de teinture alcoolique, de teinture éthérée, d'extrait, de sirop, de pilules. On prescrit encore la poudre de digitale dans les potions.

Les préparations que nous venons de désigner offrent une saveur désagréable, qu'on n'a encore aucun moyen de corriger, si ce n'est par rapport aux pilules, dont on peut faire un médicament non répugnant, en les enrobant par la méthode de M. Dorvault, dont on trouvera la description dans ce Formulaire à l'article de l'Enrobement.

Relativement à la digitaline, MM. Homolle

et Quesvenne, dans leur Mémoire sur cette substance, disent que la manière la plus facile et la plus agréable est de l'administrer en granules, et ils renvoient, pour former ces granules, au Formulaire de M. Bouchardat, qui se contente de dire qu'on les prépare à la manière de l'anis de Verdun.

Mais les anis de Verdun se préparent facilement à la bassine par les confiseurs; il ne pourrait pas en être de même pour la digitaline, qui est en poudre; en attendant qu'on publie le moyen de faire ces granules, nous indiquerons qu'il faut suivre le procédé décrit dans ce Formulaire, à l'article ci-après, des Granules, par M. Dordan.

Nous allons donner la formule des pilules et des granules de digitaline, par rapport aux doses auxquelles on peut les employer.

Pilules de digitaline.

Digitaline...................... 5 centigr.
Mucilage et poudre de guimauve, *q. s.*

Faites S. A. 30 pilules, à prendre de une à quatre, dans l'hypertrophie du cœur.

On aura soin d'enrober ces pilules de la manière que nous avons indiquée.

Granules de digitaline.

Digitaline............ ..... 1 gram.
Sucre blanc............... 50

Pour 1000 granules qu'on prépare, selon la méthode de M. Dordan, décrite à l'article des Granules.

Ces granules, qui contiennent chacune 1 milligramme de digitaline, pourront être administrés à la dose de 4 à 6, dans les vingt-quatre heures.

Sirop de digitaline.

Digitaline............ ..... 10 centigr.
Sirop de sucre blanc..... 1500 gram.

Faites une dissolution alcoolique de la digitaline, qu'on ajoutera au sirop.

1 à 6 cuillerées par jour.

Ne pourrait-on pas corriger la saveur de la digitaline, en la mêlant avec du sirop d'orgeat au lieu de sirop de sucre?

Pommade de digitaline.

Digitaline............... 5 centigr.

Faites dissoudre dans quelques gouttes d'alcool à 22°, et incorporez dans

Axonge balsamique........ 10 gram.

Des dragées médicinales.

Depuis longtemps on prépare, en pharmacie, des dragées médicinales ; nous n'aurions qu'à citer les dragées de Keyser, ce qui suffirait pour confirmer notre assertion.

Cependant, on indique dans divers ouvrages de pharmacie, de préparer des dragées médicinales ; mais les procédés que l'on décrit ne donnent pas de dragées. Nous n'avons trouvé que dans le *Traité de Pharmacie* de Soubeiran, une bonne formule pour préparer ces sortes de médicaments. Voici comment il indique d'agir : «Pour procéder, on met les pilules de copahu dans une bassine étamée, de forme ronde ; on verse un peu d'eau de gomme pour humecter ; on ajoute du sucre en poudre, puis on remue la bassine en tout sens pour recouvrir de sucre toutes les parties des pilules ; on réitère une seconde fois la même opération, puis on porte à l'étuve chauffée à 25° les produits enrobés de sucre, après les avoir disposés sur un tamis de crin. Il faut faire observer que, lorsqu'on veut enrober les pilules, la bassine doit être chauffée à une température de 15°.»

Ne pourrait-on pas, dans quelques circonstances, modifier l'enrobement en opérant de la manière suivante : On mettra 12 ou 15 pilules dans une boîte à argenter ; on les humectera avec de l'eau gommée ; on ajoutera une certaine quantité d'un mélange de deux parties de sucre et une de gomme, et on agitera circulairement jusqu'à ce que les pilules soient bien recouvertes, puis on les fera sécher ?

Si les pilules qu'on aurait traitées de cette manière avaient de l'odeur, on leur ferait subir un second enrobement.

DES EAUX.

On obtient les eaux par solution et par distillation. On prépare les eaux par solution, en dissolvant dans l'eau du gaz acide carbonique ou d'autres substances : on appelle les premières eaux gazeuses. Parmi les eaux gazeuses qu'on peut considérer comme étant des médicaments agréables, on peut désigner l'eau gazeuse simple, l'eau de Seltz, l'eau alcaline gazeuse, l'eau de soude carbonatée, l'eau de Vichy, l'eau chalibée gazeuse, l'eau gazeuse de mer, et diverses autres.

Eau gazeuse simple.

Pour préparer l'eau gazeuse simple, on charge l'eau de 5 volumes d'acide carbonique, au moyen de l'appareil de compression de Bramah, et on reçoit la dissolution dans des bouteilles à gaz, que l'on bouche en forçant le bouchon à coups de palette; on le ficelle pour l'assujettir et on place les bouteilles dans un lieu frais.

En mettant 64 grammes de sirop de limon dans chaque bouteille avant d'y recevoir l'eau chargée d'acide carbonique, on obtient une boisson fort agréable qui porte le nom de limonade gazeuse. En variant la nature du sirop, on peut préparer ainsi à volonté un grand nombre de boissons acidulées et sucrées.

Eau de Seltz artificielle.

On charge l'eau avec 5 volumes d'acide carbonique, après y avoir fait dissoudre, pour chaque bouteille d'eau à gaz, 0,33 de chlorure de calcium, 0,27 de chlorure de magnésium cristallisé, 1,10 de carbonate de soude cristallisé, 0,90 de phosphate de soude cristallisé. On bouchera exactement chaque bouteille

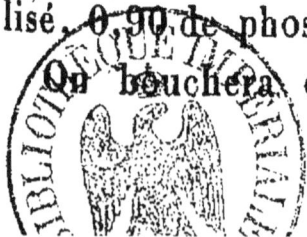

8

et on assujettira le bouchon avec de la ficelle. Cette eau gazeuse et saline est destinée, d'après le Codex, à remplacer l'eau de Seltz naturelle; elle est plus chargée d'acide carbonique, et sous ce rapport elle est souvent préférable.

Eau alcaline gazeuse.

On fait dissoudre dans l'eau pure, pour chaque bouteille d'eau qu'on chargera de 5 volumes d'acide carbonique, 4,5 de bicarbonate de soude, et l'on bouche et ficelle exactement.

Eau de soude carbonatée.

(Soda Water.)

Dans une bouteille d'eau à gaz dans laquelle on a dissous 1 gramme de bicarbonate de soude, on charge l'eau de 5 volumes d'acide carbonique; on bouche et ficelle très-exactement.

Eau de Vichy artificielle.

Dans chaque bouteille d'eau chargée de 3 volumes 1/2 d'acide carbonique, on a fait dissoudre 7,000 de carbonate de soude cristallisé, 0,07 de chlorure de sodium, 0,600 de chlorure de calcium cristallisé, 0,333 de sulfate de soude cristallisé, 0,165 de sulfate de magnésie et 0,017 de sulfate de fer cristallisé ; on bouche et ficelle exactement les bouteilles.

Le produit qui porte le nom d'eau de Vichy artificielle, diffère essentiellement, d'après le Codex, de l'eau des sources naturelles de Vichy, par l'absence des matières organiques.

Eau chalibée gazeuse.

Citrate de fer.................. 5 cent.
Eau chargée d'acide carbonique. 300 gram.
Dissolvez.

On administre cette eau par petites tasses ; on peut l'édulcorer au sirop de limon ; à défaut d'appareil decompression on rend l'eau gazeuse au moyen de 5 gram. de bicarbonate de soude et de 3 gram. d'acide tartrique.

Eau de mer gazeuse.

M. Pasquier a eu l'heureuse idée de filtrer l'eau de mer, pour la priver des matières organiques qu'elle tient en suspension, puis de la charger d'acide carbonique au moyen d'un appareil de compression, tel que celui de Bramah.

Si l'on se trouvait dépourvu d'un appareil de

compression, on pourrait rendre l'eau de mer gazeuse par le même moyen que nous venons d'indiquer, en prenant de bicarbonate de soude 7 gram., et acide tartrique 5 gram.

On obtient ainsi un liquide qui se conserve très-bien, qui peut être expédié au loin, et dont l'emploi n'est pas désagréable.

Cette eau peut être administrée à la dose de 3 à 4 verres pour les adultes : c'est un purgatif très-doux ; à dose moindre, elle est anthelmintique pour les enfants.

Eau gazeuse fébrifuge.
par M. Meirieu père, pharm. à St-Gilles.

Sulfate de quinine	60 centig.
Sucre	30 gram.
Acide tartrique	4
Bicarbonate de soude	5
Eau	1 litre.

Il faut avoir soin d'introduire d'abord dans la bouteille le sulfate de quinine et le sucre, puis d'ajouter le bicarbonate de soude et l'acide tartrique. On bouche exactement et l'on ficelle.

Cette eau se prend à la dose d'un demi-verre, toutes les deux heures.

M. Meirieu fait prendre aussi le sulfate de

quinine dans l'eau tartarisée, qu'il substitue à l'eau de Seltz.

DES EAUX PRÉPARÉES PAR MÉLANGE ET SOLUTION.

Eau vineuse rouge.

Vin rouge............ 125 à 250 gram.
Eau potable......... 1 litre.

Eau vineuse blanche.

On met du vin blanc au lieu de vin rouge.

On fait prendre la première de ces eaux vineuses, pour toute boisson, aux malades atteints de fièvres adynamiques, pour relever les forces.

On administre la seconde comme diurétique, en s'en servant de boisson dans le repas.

Eau de bière.

Bière de bonne qualité...... 250 gram.
Eau....................... 1 litre.

Elle est diurétique et relâchante.

Eau nitrée.

Nitre.................... 1 à 2 gram.
Sucre de lait.............. 8
Sucre.................... 32
Eau.................... 1 litre.

8.

Cette eau excite l'émission des urines. On rendra cette eau sédative et propre à calmer les ardeurs d'urine, en y ajoutant :

Extrait de jusquiame... 10 à 20 centigr.

Eau cosmétique de Vergnes.

Amandes amères......... 300 gram.
Eau................... 2400

Distillez pour avoir 1600 grammes de produit et ajoutez :

Vinaigre rosat.......... 4000 gram.
Eau de miel odorante..... 2000

Cette eau est employée le matin lorsqu'on fait sa toilette ; on en met une ou deux cuillerées à bouche dans un demi-verre d'eau pour se laver la figure, pour cause de propreté, et pour avoir un air de fraîcheur et de santé.

Eau laxative de Vienne.

Séné.................. 90 gram.
Raisins de Corinthe....... 45
Polypode.............. 12
Coriandre............. 8
Eau bouillante.......... 1250

Faites infuser pendant quelques heures, passez et ajoutez

Manne............... 250

Passez encore.   (Jourdan.)

On ferait bien d'ajouter à l'infusion 20 gr. de café ; on corrigerait par cette addition la saveur nauséeuse du séné.

DES EAUX DISTILLÉES.

Parmi les eaux distillées qui peuvent être considérées comme médicaments agréables, nous pouvons ranger l'eau distillée de fleurs d'oranger, l'eau distillée de roses, l'eau distillée de laurier-cerise, l'eau distillée d'anis, l'eau distillée de cannelle, l'eau distillée de girofles.

Décrivons comment on doit préparer ces diverses eaux distillées.

Eau distillée de fleurs d'oranger.

On distille sans les tasser, au moyen de notre appareil à vapeur (Voir notre *Pharm.*, tom. II, page 627), ou au moyen de l'appareil de M. Soubeiran (Voir son *Traité de Pharm.*), 5000 grammes de fleurs d'oranger nouvellement cueillies, pour obtenir 10000 grammes de produit. On en sépare l'huile volatile qui surnage.

Dans le commerce on appelle eau de fleurs d'oranger *double,* celle que nous venons de décrire ; en la coupant avec même quantité d'eau on a l'eau de fleurs d'oranger *simple.*

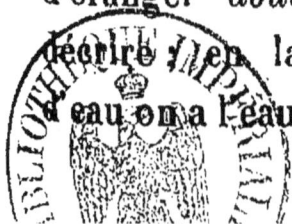

Pour obtenir l'eau de fleurs d'oranger *triple*, on distille 1000 grammes de fleurs pour retirer 1500 grammes de produit, et l'on désigne dans le midi de la France, sous le nom d'eau de fleurs d'oranger *quadruple*, celle qui provient de 1000 grammes de fleurs par 1000 grammes d'eau.

L'eau de fleurs d'oranger est employée dans les potions et les mixtures que l'on administre comme calmantes et antispasmodiques.

Les bonnes femmes prennent souvent de l'eau de fleurs d'oranger pour calmer des affections nerveuses passagères ; alors on doit la sucrer convenablement. Dans quelques cas où l'état nerveux est plus prononcé, elles font préparer une petite potion avec 30 grammes d'eau de fleurs d'oranger, 20 ou 30 grammes de sirop simple et 12 à 15 gouttes d'éther ; elles avalent ce mélange, qu'elles ne trouvent pas ordinairement désagréable, d'un seul trait.

Eau distillée de roses.

On distille, d'après le Codex, à la vapeur, 1000 grammes de pétales de roses pâles pour obtenir en eau distillée 1000 grammes.

Notre expérience nous a démontré que les pétales de roses se réduisent en une masse dès que la vapeur les pénètre, alors la vapeur ne peut plus arriver dans la substance végétale; aussi sommes-nous d'avis qu'on doit distiller les pétales de roses pâles à feu nu et en les plongeant dans l'eau ; il est mieux même de les distiller en les immergeant dans l'eau bouillante, de recouvrir de suite la cucurbite de son chapiteau et d'y adapter le serpentin, pour obtenir une eau très-odorante.

L'eau distillée de roses est administrée, dans les potions astringentes, à la dose de 30 à 60 grammes; on en fait encore emploi dans les collyres astringents.

Eau distillée de laurier-cerise.

On incise 1000 grammes de feuilles de laurier-cerise , que l'on met dans une cucurbite avec 2000 grammes d'eau , et après avoir lutté l'alambic, on chauffe et on distille, pour obtenir 1000 grammes d'eau distillée de feuilles de laurier-cerise.

On prépare de même les eaux distillées de
Feuilles de pêcher,
— d'amandier.

M. Soubeiran dit que l'eau de laurier-cerise ainsi préparée est très-active ; aussi MM. Henry et Guibourt prescrivent-ils de prendre 4 proportions d'eau et 1 de feuilles, pour retirer par la distillation 1 proportion de produit.

L'eau de laurier-cerise n'est jamais administrée seule ; on la prescrit à la dose de 25 à 30 gr., dans des potions sédatives et calmantes.

Eau distillée d'amandes amères.

On délaie 1000 gram. de tourteaux récents d'amandes amères dans une cucurbite, pour en obtenir une bouillie bien liquide ; on monte l'alambic et on laisse macérer pendant 24 heures ; on distille ensuite au moyen de la vapeur d'eau, que l'on fait arriver au fond de la cucurbite à l'aide d'un tube communiquant avec une chaudière pleine d'eau en ébullition. On continue la distillation jusqu'à ce que l'on ait obtenu 2000 gram. de produit distillé.

On a soin de filtrer l'eau distillée à travers un filtre de papier mouillé, pour en séparer exactement l'huile non dissoluble, et l'on cesse de filtrer lorsqu'il en reste encore un peu pour éviter qu'il ne filtre de l'huile volatile.

Cette eau sert à parfumer diverses préparations pharmaceutiques.

Eau distillée d'anis.

On distille 1000 grammes de semences d'anis pour en obtenir 4000 d'eau distillée.

On prépare de même l'eau distillée d'anis étoilé.

Ces eaux sont administrées dans les coliques qui produisent des vents.

Eau distillée de cannelle.

On concasse 1000 grammes de cannelle de Ceylan ; on les met dans une cucurbite avec 8000 grammes d'eau; on laisse macérer pendant 12 heures et on distille à feu nu, en faisant bouillir doucement jusqu'à ce que l'on ait obtenu 4000 grammes de produit.

On prépare de même l'eau distillée de girofles.

Eau de cannelle alcoolisée.

Pour préparer l'eau de cannelle spiritueuse ou alcoolisée, on opère comme pour l'eau de cannelle ci-dessus, en ajoutant à la distillation 300 grammes d'alcool dit 3/6.

Les eaux de cannelle sont toniques et anti-spasmodiques.

DES ÉLECTUAIRES.

Les électuaires sont des médicaments simples ou composés. Les électuaires simples sont formés d'une poudre incorporée dans un sirop convenablement concentré, ou d'une poudre et du sucre avec S. Q. d'une eau distillée, pour lui donner une consistance d'électuaire.

Les électuaires composés sont formés d'une poudre composée, unie à un sirop mis en consistance convenable, ou à du miel également concentré, auxquels on associe quelquefois des pulpes, des extraits, des résines, des baumes liquides, des huiles volatiles, des sels, et parfois du vin.

Nous avons donné à l'article *conserve* le nom des substances qui peuvent être classées parmi les médicaments agréables.

Quant aux électuaires composés, la plupart sont des médicaments répugnants ; il en est cependant quelques-uns qui le sont peu, ce sont : la confection d'hyacinthe, la confection japonaise, l'électuaire de cachou composé, l'électuaire balsamique de Barthez, l'électuaire astringent du même auteur et l'opiat dentifrice. Nous ne donnons pas les formules de ces médicaments, parce qu'ils ne peuvent pas être classés parmi les médicaments agréables.

Cependant, nous pensons qu'il convient de décrire les formules suivantes :

Électuaire balsamique de Barthez.

Conserve de roses. .... 125 gram.
Sirop de Tolu............... 32
— de pavot............... 32

On mêle exactement.

Il convient dans les crachements de sang. On le prescrit à la dose de 5 à 6 cuillerées par jour, d'heure en heure.

Électuaire astringent du même.

Conserve de roses........... 125 gram.
Nitrate de potasse........... 4
Sirop diacode............... 32
Eau de fleurs d'oranger....... 8

On mêle exactement.

On fait prendre cet électuaire par cuillerées

9

dans les dyssenteries, dans l'hémoptysie, après les moyens antiphlogistiques.

Ne serait-il pas convenable de remplacer l'eau de fleurs d'oranger par l'eau de roses double ?

Confection aromatique (Pharm. Lond.)

Écailles d'huîtres préparées....... 16 gram.
Cannelle...................... 2
Muscades..................... 2
Safran..... 2
Girofles.................... 1
Semences de cardamome........ 5
Sucre en poudre.... 24
Eau.......................... 16

Faites un électuaire S. A.

On ferait bien de supprimer les écailles d'huîtres, de porter la dose de sucre à 64 gram., et au lieu d'eau, d'y mettre 32 gram. d'eau de roses double.

DES ÉLIXIRS.

Ainsi que M. Dorvault, nous conservons la dénomination d'élixir, qui a été maintenue dans le Codex.

Les élixirs sont ordinairement des teintures alcooliques composées, qu'on édulcore et aromatise.

Nous allons donner la formule de quelques élixirs qui peuvent intéresser les médecins.

Élixir de quinquina et de safran, liqueur dorée.

Quinquina rouge..........	15 gram.
Cannelle fine...........	15
Écorce d'oranges amères..	15
Safran..............	8
Eau-de-vie vieille........	5 litres.
Vin de Malaga..........	2

On filtrera après huit jours de macération.

Ne pourrait-on pas préparer cet élixir par la la méthode de déplacement, et le sucrer convenablement ?

Élixir antiglaireux.

Ipécacuanha.............	10 gram.
Polygala...............	10
Jalap................	10
Alcool à 56° cent..........	500

Faites macérer pendant quatre jours, passez et ajoutez à la liqueur :

Sirop de sucre..........	250 gram.
Essence d'anis..........	10 gouttes.

Une ou deux cuillerées le matin à jeun pour combattre les glaires.

On devrait se servir d'ipécacuanha à l'éther. M. Dorvault dit que M. Bouchardat a proposé cette préparation, pour remplacer l'élixir antiglaireux de Guillé.

Élixir de kermès des Italiens.

Cannelle...................... 24 gram.
Macis........................ 15
Girofles..................... 4
Muscades.................... 4
Alcool à 33° cent............ 4 litres.

Faites digérer pendant quinze jours, distillez et ajoutez au produit :

Sucre.................... 6000 gram.
Eau..................... 3000
Eau de roses............. 2500

Colorez la liqueur avec le sirop de kermès, et mieux avec la teinture de cochenille avivée par l'alun ; filtrez

(Cadet.)

Van Mons ajoute à cet élixir l'ambre gris.

Cette liqueur, qui est très-stomachique, est fort estimée à Florence et à Naples.

Élixir de Garus par macération, par M. Hayère.

Safran...................... 5 gram.

Cannelle de Ceylan.......... 5

Girofles.................... 3

Muscades................... 5

Vanille.................... 2

On pulvérise grossièrement ces substances et on les fait macérer pendant quatre jours dans (1) :

Alcool à 60° cent............. 400 gram.

en agitant de temps en temps.

On prend d'autre part :

Capillaire de Canada....... 4 gram.

Thé vert................ 4

Thé noir à pointes blanches. 4

Verveine odorante........ 1

On verse sur ces quatre substances :

Eau bouillante.......... 2000 gram.

On laisse infuser douze heures, on passe, on filtre (au papier lavé à l'eau chaude) dans un vase assez grand, dans lequel on a mis :

Sucre blanc concassé en gros morceaux. 2200 gr.

_____

(1) Si l'on fait macérer plus de quatre jours, l'élixir est moins agréable.

On introduit dans ce même vase trois feuilles de papier blanc à filtrer, préalablement divisé en petits fragments, lavées à l'eau bouillante et exprimées dans un linge bien rincé.

On ajoute, après les quatre jours de macération, la liqueur alcoolique ; on filtre dans le même filtre qui a servi à filtrer l'infusé des feuilles aromatiques.

On ajoute en dernier lieu :

Eau de fleurs d'oranger de Paris. 250 gram.

On bouche bien le vase, qu'on secoue le plus souvent possible, pour favoriser la division du papier dans la masse du liquide. Quand la liqueur a l'aspect d'une bouillie épaisse, on laisse reposer ; le papier se précipite lentement au fond du vase en clarifiant la liqueur. C'est alors que l'on termine l'opération en versant toute la masse dans une petite chausse en tissu de laine bien lavée, et qui ne sert que pour cette opération.

Ce moyen de filtrer est très-prompt et donne un élixir de Garus aussi limpide que celui qu'on filtre au papier par le procédé ordinaire. A la fin de la filtration, on tord la chausse pour obtenir les dernières portions de la liqueur. que l'on verse dans le filtre en papier qui a déjà servi.

Remarques. — L'élixir de Garus préparé par macération, est bien différent de celui que l'on obtient par distillation. Cependant, bien des pharmaciens suivent le premier procédé pour faire cet élixir qui , dans bien des localités est d'un grand usage ; il jouit même de la faveur et de la vogue dans certains endroits. Dans la préparation de cet élixir de Garus obtenu par macération , nous étions à ignorer que l'on fît entrer dans sa composition le thé vert, le thé noir, la verveine odorante , même la badiane. Aussi , estimons-nous que par la formule de M. Hayère on peut obtenir une fort bonne liqueur, mais qui doit s'éloigner du véritable élixir de Garus , par son goût et son odeur.

Quant à la vanille, que ce pharmacien admet dans son élixir , nous ne blâmons pas cette addition , parce que son parfum est si doux , si agréable, qu'il doit bien se marier avec celui des autres substances odorantes ; mais nous avons remarqué que la noix muscade donne une saveur aromatique un peu âcre ; aussi , dans la formule de l'élixir de Garus préparé par macé- ration , nous la remplaçons par le macis , qui a une odeur et une saveur plus douces. Voici cette formule de l'élixir de Garus préparé par ma- cération :

Safran...................... 4 gram.

Cannelle de Ceylan......... 4

Girofles.................... 2

Vanille.................... 2

Macis..................... 2

Myrrhe.................... 2

On pulvérise grossièrement ces substances, on les met à macérer pendant six jours dans :

Alcool à 60° cent. (22° Cart.)........ 1000 gram.

On a soin d'agiter de temps en temps.

D'autre part, on fait infuser pendant dix heures :

Capillaire de Montpellier....... 6 gram.

Eau bouillante............... 500

On filtre l'infusé, en profitant de l'avis de M. Hayère, au papier lavé à l'eau chaude ; on dissout dans la liqueur filtrée :

Sucre blanc brisé............. 1000 gram.

On agit ensuite, comme l'indique M. Hayère, en ajoutant à la fin 200 gram. d'eau de fleurs d'oranger double. Nous pouvons assurer qu'en préparant l'eau de fleurs d'oranger à la vapeur et avec des fleurs récemment cueillies, et par conséquent non échauffées, nous obtenons une eau d'une suavité bien remarquable.

Élixir odontalgique.

Bois de gayac râpé.......... 60 gram.

Racine de pyrèthre......... 10

Muscades.................. 10 gram.
Girofles 5
Alcool à 70° cent 240
Huile volatile de bergamotte.. 10
  —   de romarin.... 25 gouttes.

On pulvérise les quatre substances sèches, on les fait macérer pendant huit jours dans l'alcool, on passe avec expression, et on ajoute les huiles essentielles.

Ne serait-il pas convenable, pour donner une saveur plus agréable, de supprimer l'huile volatile de romarin, qui donne à l'élixir une saveur désagréable?

On se sert de cet élixir pour fortifier les gencives; on en met une cuillerée à café dans un verre d'eau, et on se rince la bouche tous les matins.

DES EMPLATRES.

Les emplâtres sont des médicaments solides, variant dans leur composition, et qui ne peuvent pas être considérés comme des médicaments répugnants, puisqu'on les applique à l'extérieur.

Emplâtre de M. Jalaguier, accoucheur.

Aloès succotrin.........	32 gram.
Camphre...............	16
Gomme ammoniaque.....	8
Térébenthine..........	8
Cire jaune	125
Emplâtre simple........	500

Mêlez S. A.

On s'en sert de la même manière que l'on fait avec l'emplâtre de Rustaing, pour l'appliquer sur les mamelles et faire passer le lait.

L'emplâtre de M. Jalaguier est moins compliqué que celui de Rustaing, et on devrait lui donner la préférence, parce qu'il possède les mêmes vertus.

Emplâtre antispasmodique du profes. Fouquet.

Diabotanum.......,......	8 gram.
Thériaque............	8
Camphre en poudre....	1
Opium en poudre......	6 décigr.
Castoréum en poudre...	6
Teinture de succin......	q. s.

Faites fondre le diabotanum; mêlez-y la thériaque

et étendez sur de la peau blanche ; mêlez les poudres,
étendez-les sur l'emplâtre et humectez-les avec de
la teinture de succin.

Pour appliquer sur la région de l'estomac,
comme antispasmodique et tonique, dans les
affections nerveuses.

DES ÉMULSIONS.

Les émulsions sont de deux sortes : les
émulsions ordinaires et les émulsions factices.

Les premières sont des médicaments liquides
qui doivent leur aspect laiteux à de l'huile divisée et suspendue par l'intermédiaire du mucilage et de l'albumine que contiennent les semences dont on se sert pour les préparer.

Les émulsions factices sont formées avec des
huiles fixes, des résines, du blanc de baleine,
du beurre de cacao, de la cire, tenus en suspension dans un véhicule au moyen d'un mucilage ou d'un jaune d'œuf.

Nous devons donner, ainsi que nous l'avons
déjà fait, les émulsions agréables dont la formule est décrite dans les ouvrages de pharmacie.

Parmi ces médicaments nous désignerons
l'émulsion ordinaire, l'émulsion simple au lait

d'amandes, l'émulsion de semences froides, l'émulsion de semences de chènevis, l'émulsion de pistaches, l'émulsion de pignons doux.

Nous décrirons encore la formule de quelques émulsions particulières.

Émulsion ordinaire de Montpellier.

Semences froides........... 16 gram.
Amandes amères........... N° *ij*.
Eau..................... 125 gram.
Sirop simple............. 32
Eau de fleurs d'oranger double 16

Faites S. A. une émulsion.

En ajoutant 20 grammes de sirop diacode, on aura une émulsion calmante.

L'émulsion simple du Codex se prépare avec 32 gram. d'amandes douces, 32 gram. de sucre blanc et 1000 gram. d'eau.

Dans le Codex on dit de préparer de même, une émulsion avec les semences froides de chènevis, de pistaches, de pignons doux.

Émulsion diurétique.

Semences froides............ 16 gram.
Amandes amères............ N° *ij*.

Sucre...................... 8 gram.

Sirop de nymphæa.......... 32

Eau de fleurs d'oranger double 16

Faites S. A. une émulsion à laquelle on ajoutera :

Sel de nitre................ 6 décig.

Nous allons à présent désigner les émulsions factices qui peuvent être classées parmi les médicaments agréables et non répugnants.

Émulsion d'huile de ricin au jaune d'œuf.

Huile de ricin............. 32 gram.

Jaune d'œuf............... N° 1.

Eau...................... 8 gram.

On commence par délayer le jaune d'œuf dans l'eau ; on agite le tout pendant sept à huit minutes, et on verse peu à peu et en agitant le mélange suivant :

Eau de fleurs d'oranger...... 16 gram.

Sirop simple.............. 32

Émulsion d'huile de ricin à la gomme.

Huile de ricin.............. 32 gram.

Sirop de sucre............. 40

Gomme arabique........... 10

Eau...................... 8

On met d'abord dans un mortier de marbre la

gomme, l'huile et l'eau ; on agite pendant quelques instants ; on ajoute un petit filet d'eau ; on triture encore pendant le même temps, et on verse peu à peu et en agitant le mélange suivant :

Eau de fleurs d'oranger..... 16 gram.
Eau.................... 32

Émulsion de baume de copahu.

Baume de copahu........... 48 gram.
Styrax liquide purifié....... 16
Jaune d'œuf.............. N° 1
Sirop de capillaire......... 64
Eau de roses double........ 100

Pesez dans une taupette le baume de copahu et le styrax liquide ; mêlez-les ; puis d'autre part délayez un jaune d'œuf dans 16 grammes d'eau de roses et versez ces deux substances dans la taupette où est le baume de copahu ; agitez pour mêler exactement le tout ; ajoutez peu à peu les autres liquides, en remuant chaque fois pour opérer le mélange parfait.

Émulsion de baume de copahu à la gomme.

Baume de copahu......... 48 gram.
Styrax purifié........... 16
Gomme arabique......... 12
Sirop de capillaire........ 64
Eau de roses. 120

On met d'abord dans le mortier la gomme arabique, l'eau et l'huile; on agite pendant trois ou quatre minutes ; on ajoute un petit filet d'eau ; on agite, on triture encore pendant le même temps, et on verse peu à peu le mélange suivant :

Eau de fleurs d'oranger..... 16 gram.

Eau.................... 48

Émulsion anti-dyssentérique du profes. Golfin.

Lichen d'Islande........... 15 gram.

Faites bouillir dans Eau..... 1500

Pour réduire à 1000

Faites une émulsion S. A. avec

Semences de pavot blanc...... 15 gram.

Ajoutez à cette émulsion

Sirop diacode............... 15 gram.

— de coings.............. 60

Contre la dyssenterie après l'emploi des antiphlogistiques , comme boisson ordinaire.

Émulsion avec la résine de jalap.

On prend, d'après le procédé de M. Barateau :

Amandes mondées........ No 8.

Sucre.................... 32 gram.

Eau.................... 96

On fait avec ces trois substances une émulsion.
D'autre part, on prend :

Résine de jalap........ ... 40 centigr.
Sucre................... 75
Amandes mondées........ N° 1
Gomme arabique.......... 2 gram.

On triture la résine avec le sucre; on ajoute les
amandes; on pile jusqu'à extrême division. Alors on
ajoute la gomme; on délaye ensuite le tout avec
l'émulsion.

En suivant la formule du Codex ou toute
autre, la résine de jalap se précipite; tandis
que cela n'a pas lieu par le procédé de M.
Barateau.

Émulsion avec la scammonée.

Scammonée d'Alep........ 6 décigr.
Lait de vache............ 125 gram.
Sucre................... 16
Eau de laurier-cerise...... 8

On triture la scammonée avec un peu de lait dans
un mortier de marbre, et quand elle est bien divisée,
on ajoute le reste du lait, le sucre et l'eau de laurier
cerise.   (*Codex*.)

On devrait porter la dose du sucre au moins
à 32 grammes.

Émulsion de térébenthine.

Émulsion de Guérin
contre la sciatique lombaire.

Huile d'amandes douces....... 48 gram.
Sirop de gomme............. 64
Jaune d'œuf................. N° *ij*
Délayez le jaune dans Eau de roses 32

Versez dans le mélange l'huile d'amandes douces et agitez fortement jusqu'à ce que le mélange soit exact ; alors ajoutez :

Eau par portion............. 274 gram.
Carbonate de potasse........ 2

On prend cette émulsion en deux prises à une demi-heure d'intervalle, lorsque la maladie provient d'un abus des acides.   (*Codex.*)

DES ÉCUSSONS.

Les écussons sont formés par diverses substances emplastiques qu'on étend sur de la peau, ou par toute autre composition qui est également étendue sur de la peau, qu'on applique sur une partie du corps.

Écusson de thériaque.

On étend de cet électuaire sur de la peau blanche de la grandeur de la paume de la main, pour l'appliquer

10.

sur l'estomac, afin de calmer les douleurs et particulièrement pour arrêter le vomissement des enfants.

Écusson vermifuge.

Aloès.................. 8 gram.
Thériaque.............. 12
Teinture d'absinthe....... *q. s.*

Mêlez et étendez sur de la peau blanche, et arosez-en la surface avec quelques gouttes d'huile volatile d'absinthe; appliquez-le sur le nombril des enfants atteints de fièvre vermineuse. (Bories.)

Préparations ferro-manganiques.

(Burin de Buisson.)

Eaux gazeuse ferro-manganique.

Bicarbonate de soude en poudre grossière. 20 gram.
Acide tartrique..................... 25
Sucre pulvérisé..................... 53
Sulfate ferreux en poudre fine.......... 1,50
Sulfate manganeux en poudre fine 0,75

Mêlez avec soin et mettez dans des flacons bien bouchés. On met une cuillerée à café de poudre pour chaque verre d'eau et de vin que l'on boit pendant le repas; de préférence à la poudre de Quesneville et aux eaux ferrées.

Pilules de carbonate ferro-manganeux.

Sulfate ferreux cristallisé pur...... 75 gram.
Sulfate manganeux cristallisé pur.. 25
Carbonate de soude cristallisé..... 120
Miel fin........................ 60
Eau............................ *q. s.*

On procède à leur préparation comme pour les pilules de Vallet ; on forme des pilules de 20 centig., qu'on peut argenter à volonté, et qui se conservent, sans se peroxyder, en les enfermant dans des flacons bien bouchés.

M. Pétrequin donne de 2 à 4 pilules par jour ; ces pilules remplacent celles de Blaud et de Vallet.

Ne ferait-on pas mieux, au lieu de les argenter, de les enrober à la manière de M. Dorvault ?

Chocolat ferro-manganeux.

On prépare d'abord un saccharure de carbonate ferro-carboneux, contenant une partie de sel double pour quatre de sucre. On en fait de larges pastilles à la goutte de 40 gram., qui servent à confectionner le chocolat en pesant :

Saccharure ci-dessus en pastilles...... 100 gram.
Pâte de chocolat où l'on a supprimé en
    le préparant 100 gram. de sucre.... 500

Mélangez et divisez en pastilles de 0,75. Le chocolat décompose le carbonate ferro-manganeux hydraté du saccharure, en un sesqui oxyde de fer et de manganèse hydrolé, qui ne donne aucune saveur métallique au chocolat. On le préfère à tous les chocolats ferrugineux.

M. Pétrequin donne quatre, six ou huit pastilles par jour; chacune d'elles renferme environ 3 centig. de sel ferro-manganeux.

Sirop de lactate de fer et de manganèse.

Lactate ferro-manganeux...... 4 gram.
Sucre en poudre............. 16

Triturez ensemble, et ajoutez:

Eau distillée................. 200

Dissolvez rapidement; versez la liqueur dans un matras au bain-marie contenant:

Sucre cassé.................. 384 gram.

Filtrez après solution. Ce sirop contient environ 15 centig. de lactate de fer et 5 centig. de lactate de manganèse pour 30 gram.; on en prend une ou deux cuillerées par jour.

Pastilles de lactate ferro-manganeux.

Lactate de fer et de manganèse.. 20 gram.
Sucre fin.................... 400
Eau........................ q. s.

Faites des pastilles à la goutte de 0,5 ; elles remplacent les pastilles de Gélis et Conté ; on en donne six à huit par jour.

Ne pourrait-on pas doubler la quantité de sucre, afin de les rendre plus douces ?

Lactate de protoxyde de fer et de manganèse.

Ce sel s'obtient en décomposant du lactate de chaux par un mélange de 3 parties sulfate ferreux et 1 partie de sulfate manganeux, et en opérant comme pour le lactate de fer.

DU FRÊNE.

M. Émile Mouchon, pharmacien à Lyon, a publié un Mémoire sur le Frêne commun (*Fraxinus excelsior*), dans lequel il expose les propriétés médicinales de ce végétal. On y trouve une infinité de formules relatives au frêne, et encore des formules qui dépendent de la fraxinite. Nous allons donner d'autant plus volontiers la description de ces formules, que M. Mouchon considère tous les médicaments qui en proviennent, comme agréables.

Sirop de feuilles de frêne N° 1.

Feuilles de frêne en poudre... 500 gram.
Gomme de Sénégal......... 125
Eau bouillante............. 4000
Sirop de sucre............. 4000

« Faites agir pendant une heure au plus, 1500 gr.,
soit 3 parties d'eau bouillante sur la poudre de feuilles
mondées de frêne ; puis opérez le déplacement de la
matière soluble en pratiquant des affusions succes-
sives avec l'eau restante. Faites dissoudre la gomme
dans cet hydrolé bouillant, passez le soluté et faites-
le concentrer avec le sirop, pour ramener celui-ci à
son poids primitif ; soit pour avoir un produit repré-
sentant huit fois la quantité de feuilles employées et
marquant 32 degrés à l'aréomètre, en sortant du feu. »

M. Mouchon dit que l'eau bouillante épuise
beaucoup mieux la feuille de frêne que l'eau à
la température ordinaire ; du reste, cette vérité
peut être applicable avec autant de raison à tous
les végétaux dont la fibre végétale présente la
même densité ; elle peut même s'étendre à ceux
dont la texture est moins serrée, ainsi qu'il a
pu s'en assurer maintes fois.

Sirop de feuilles de frêne N° 2.

Feuilles de frêne........ 1000 gram.
Gomme du Sénégal...... 250

Eau bouillante .... 8000 gram.
Sirop de sucre......... 3750

« Procédez comme pour le sirop N° 1, avec cette différence, qu'au lieu de ramener le saccharolé à son poids primitif, vous aurez à arrêter la concentration lorsque le produit marquera 32 degrés et demi, ou donnera en poids 4 kilogrammes, nombre multiple de 1000 grammes.»

Extrait de feuilles de frêne.

«Adoptant le moyen du déplacement mis en pratique dans la préparation du sirop, j'ai fait agir sur 1 kilogram. de poudre, 3 kilogram. d'eau bouillante, pendant une heure; ensuite on a procédé à l'épuisement de la matière en la traitant à l'aide du déplacement, par assez d'eau bouillante pour réaliser 8 kilogram. d'hydrolé, quantité voulue pour l'épuisement de cette masse.

» Cet hydrolé, placé sur le feu, est mis en mouvement par l'action soutenue d'une spatule; il a fourni 250 grammes d'extrait pulvérulent, brun, homogène, très-sapide, soluble dans l'eau qui se trouble à peine, se divisant facilement dans l'alcool à 56° centig., qu'il rend extrêmement trouble et dans lequel il se forme un précipité dont le poids s'élève à la moitié de celui de l'extrait employé. »

On pourrait convertir l'extrait de frêne en un médicament agréable, en le réduisant en pilules qu'on aurait soin d'enrober par la méthode de Dorvault.

Tablettes fraxinées.

Extrait sec de feuilles de frêne...	60 gram.
Sucre en poudre...............	440
Gomme adragante.............	4
Sucre de vanille, à parties égales	4
Eau de roses................	30

« Faites une poudre homogène avec l'extrait, la vanille sucrée et le sucre; convertissez cette poudre en une pâte compacte, à l'aide du mucilage; puis divisez la masse en tablettes de 80 centigrammes, contenant chacune dix centigrammes d'extrait.»

« Ces tablettes peuvent être prises sans aucune espèce de répugnance: l'association de la vanille et de l'eau de roses à l'extrait et au sucre, forment un saccharolé qui n'a nulle saveur désagréable. Les enfants peuvent facilement en supporter l'usage, même à hautes doses, sans en être incommodés ni dégoûtés. »

Extrait alcoolique de semences de frêne.

«Cet extrait, que l'on obtient en traitant par l'alcool à 34° les semences et capsules de frêne, par dilution et déplacement, a donné un produit qui, évaporé convenablement, est mou tant qu'il reste chaud, devient presque sec en refroidissant et encore se ramollit au contact de l'air. N'offrant aucune particularité remarquable par rapport à ses propriétés médicinales, nous n'en parlerons pas davantage.»

Extrait d'écorce de frêne.

Nous ne donnerons pas le procédé pour le préparer, attendu que cet extrait a une saveur très-amère et ne peut être considéré comme un médicament agréable.

Limonade fraxinée.

M. Mouchon dit : «Un agent médical, quelque recommandable qu'il soit, est accueilli d'autant plus favorablement qu'il remplit toutes les conditions désirables; j'ai pensé que rien ne pouvait mieux assurer à la feuille de frêne la faveur qu'elle réclame : en effet, il est facile de dissimuler le goût peu flatteur d'un hydrolé fortement chargé de parties solubles et d'en faire un breuvage agréable ; or, le frêne ne purge convenablement qu'autant qu'il est employé à hautes doses, qui doivent varier le plus fréquemment de 45 à 60 gram., masse que repoussent les organes digestifs en général, lorsqu'elle est trop chargée de principes solubles, quels qu'ils soient.

» Il y avait donc de la difficulté à vaincre, et elle a été d'abord vaincue par la réunion de quelques agents qui constituent la boisson dont voici la formule :

Poudre de feuilles de frêne, de 45 à 60 gram.
Eau bouillante 500
Suc de citrons................. 30
Sucre en morceaux............ 30
Acide tartrique............... 4
Bicarbonate de soude.......... 4

» Épuisez la feuille de frêne dans l'eau bouillante, faites dissoudre le sucre dans l'hydrolé ; ajoutez à cet hydrolé froid le suc de citrons, l'acide tartrique; passez le liquide, mettez-le en bouteille, introduisez rapidement le bicarbonate et bouchez aussitôt avec soin.

» Ces constituants forment une limonade qui

ne le cède en rien aux purgatifs les plus
agréables, notamment à la limonade de Rogé,
dont les effets sont quelquefois incertains et
même quelquefois nuls, tandis que ceux de la
limonade fraxinée sont presque toujours as-
surés, lorsque l'agent purgatif y entre dans une
proportion convenable. »

Quoi qu'en dise M. Mouchon de la saveur
agréable de la limonade fraxinée, nous estimons
que la dose de sucre devrait être augmentée,
en consultant le goût de la personne qui doit
en faire usage.

Passons maintenant à la description de la
préparation de la fraxinite et des médicaments
dans lesquels on la fait entrer.

Préparation de la fraxinite.

« Le mode à l'aide duquel on parvient à
obtenir la fraxinite est des plus simples. Il s'agit
de prendre une quantité déterminée de feuilles
de frêne pulvérisées et de les épuiser par la
lixiviation à l'eau bouillante. Lorsque le liquide
est entièrement refroidi et filtré au papier,
il faut l'additionner peu à peu d'acétate de
plomb tribasique, jusqu'à décoloration presque

complète. Douze heures après on le filtre, pour
le traiter par le gaz sulfhydrique purifié,
jusqu'à cessation de réaction par l'iodure potas-
sique, soit jusqu'à neutralisation de tout le sel
plombique en excès.

» En cet état, le liquide soigneusement filtré
et placé au bain-marie, dans un vase évapo-
ratoire à fond plat et très-évasé, peut être
concentré jusqu'à consistance de sirop très-
cuit. On le retire du feu, on l'étend avec soin,
à l'aide d'un pinceau fin, sur des verres à glaces,
et enfin on l'expose dans une étuve fortement
chauffée, jusqu'à parfaite siccité.

» Lorsqu'on a eu le soin de sécher parfaitement ce produit, qui est en écailles brillantes,
transparentes, d'une couleur qui approche un
peu de la couleur du grenat, surtout à la lu-
mière, elles se laissent diviser facilement sous
les doigts, lorsqu'elles sont dans un milieu sec,
froid ou tempéré ; mais exposées à l'influence
d'une atmosphère humide, elles se ramollissent
d'autant plus que cette atmosphère est plus
chargée de vapeurs, à tel point qu'elles finissent par devenir très-molles, par s'agglomérer
complètement, si l'épreuve était poussée un
peu loin.

» Avec 10 ou 12 grammes de ce produit, on peut purger parfaitement un adulte. »

Relativement aux enfants, M. Mouchon fait les réflexions suivantes :

« Lorsqu'il s'agit de purger un enfant, on trouve généralement des dispositions si peu favorables, une répugnance telle, qu'il faut, la plupart du temps, lui faire violence ou recourir à quelque stratagème, pour en venir à l'exécution de ce moyen. La fraxinite, en pareil cas, peut être mise utilement à profit : qu'on la fasse figurer dans une tasse de café, dans une émulsion d'amandes sucrée et agréablement aromatisée, dans un peu de confiture, entre deux morceaux de pain azyme, ou encore dans un sirop dont elle formerait la base, sirop qui, au besoin, pourrait être utilisé pour les adultes, à des doses plus élevées. Ce saccharolé serait préparé selon la formule que je consigne ici.

Sirop de fraxinite.

Fraxinite sèche............ 64 gram.
Eau distillée, bouillante.... 90
Sirop de sucre............. 436
Teinture de vanille......... 6

11.

»La fraxinite, dissoute dans l'eau par simple trituration, serait, après filtration du soluté, ajoutée au
sirop bouillant, dont la concentration aurait eu préalablement lieu dans la limite voulue pour constituer
500 grammes de produit ; puis, après refroidissement, on aromatiserait ce saccharolé avec l'hydrolé
de vanille.

» Un tel sirop remplirait toutes les conditions désirables, non-seulement lors qu'il s'agirait de purger un enfant, soit du premier âge,
soit du second âge ; mais aussi par produire le
même effet chez un adulte. Il s'agirait d'appliquer des doses qui pourraient varier depuis 15
jusqu'à 60 à 90 grammes, avec ou sans association d'un liquide convenable, tel qu'un peu
de lait, de café, d'émulsion d'amandes, etc.
Quelque répugnance qu'éprouvât un malade
pour les remèdes, il pourrait facilement se soumettre à l'emploi du sirop de fraxinite, attendu
que ce nouveau médicament ne peut faire naître
aucun dégoût.

» Ce sirop, éprouvé plusieurs fois déjà, a
parfaitement répondu à ce qu'on pouvait attendre
de lui.

» La fraxinite pouvant revêtir diverses formes sans perdre de ses propriétés, on peut sans inconvénient l'associer aussi au chocolat, au sucre, pour constituer, soit des pastilles, soit un saccharure, dans la proportion d'un quart, comme dans les formules que voici.

Pastilles de chocolat à la fraxinite.

Chocolat à la vanille....... 375 gram.
Fraxinite en poudre fine... 125

» Ramollissez le chocolat dans un mortier chauffé à l'eau bouillante; incorporez dans la masse la fraxinite réduite en poudre fine par simple trituration; divisez rapidement cette pâte en petites masses orbiculaires, du poids de 4 grammes, que vous placerez sur une plaque en fer blanc, assez chaude pour que le chocolat puisse s'aplatir en tablettes, à l'aide de quelques secousses imprimées à la plaque.

» Chacune de ces tablettes renferme 1 gramme de fraxinite; deux peuvent purger un enfant de deux ou trois ans; trois peuvent produire le même effet chez un enfant moins jeune, et quatre peuvent convenir à un enfant moins jeune encore. Ainsi, on peut augmenter graduellement le nombre des pastilles jusqu'à l'âge adulte, et prendre pour terme moyen des plus forts, dix ou douze au plus de ces mêmes pastilles, toutes les fois que l'on veut déterminer plusieurs selles, en ayant soin de les accompagner de

quelques petites tasses d'infusion, soit de mauve, soit
de tilleul, etc.

Saccharure de fraxinite.

Sucre en poudre............ 375 gram.
Fraxinite en poudre fine..... 125
Sucre de vanille........... 4

« Formez, par trituration, une poudre parfaitement
homogène, que vous introduisez dans un flacon,
pour le soustraire à l'action de l'air.»

« Ce saccharure, pour être purgatif, doit
être pris, comme les pastilles de chocolat, à
partir de la dose *minimum* de 10 grammes
jusqu'à la dose *maximum* de 40 ou 48 gram;
soit dans du lait chaud, soit dans une tasse de
café, soit autrement, selon l'intention du
médecin; il peut, de plus, être converti en
pastilles à l'aide d'un mucilage de gomme adraganthe, si le cas le requiert.»

Limonade de fraxinite.

Fraxinite sèche... 10 à 12 gram.
Sucre en morceaux.... 30
Suc de limon........ 8
Bicarbonate sodique... 1
Acide tartrique...... 1
Eau de fontaine....... 125

« Triturez ensemble, dans un mortier de marbre ou de porcelaine, la fraxinite, le sucre et l'acide tartrique; faites dissoudre cette poudre dans l'eau acidulée par le suc de limon; passez le soluté, introduisez-le dans un flacon; ajoutez aussitôt le sel alcalin et bouchez hermétiquement.»

» Il est facile de comprendre que la limonade de fraxinite présente de grands avantages sur la limonade fraxinée. Sous un petit volume, elle produit des effets aussi marqués que cette dernière; aussi doit-elle lui être préférée généralement par les personnes qui craignent d'ingérer de grandes quantités de liquide; pour les enfants en particulier, c'est un purgatif par excellence, attendu que c'est chez eux surtout qu'un remède agréable est accueilli favorablement.

» La limonade a été formulée pour les adultes. S'il fallait purger des enfants du second âge, on aurait à retrancher le tiers ou la moitié; pour ceux du premier âge, le quart ou le tiers suffirait. Dans tous les cas, il sera bien de prendre quelques tasses d'infusion, pour aider à l'effet évacuant de ce purgatif.»

Tout comme nous l'avons dit pour la limonade fraxinée, on devrait augmenter la quantité de sucre pour celle-ci, selon le goût de la personne qui aurait à en faire usage.

DES GARGARISMES.

Les gargarismes sont des médicaments liquides que l'on promène dans la bouche pendant quelque temps et que l'on rejette sans les avaler.

Les gargarismes sont formés de lait sucré ou de décoctions mucilagineuses ou astringentes, auxquelles on ajoute du sirop de mûres, du miel rosat, des acides et du borate de soude.

Nous allons donner les formules de plusieurs gargarismes.

Gargarisme adoucissant.

Lait de vache, bouilli...... 125 gram.
Infusion de guimauve...... 125
Miel blanc.............. 64

Dans l'angine et l'esquinancie.

Autre.

Figues sèches............ 64 gram.
Lait de vache............ 250

Coupez les figues à petits morceaux, faites-les bouillir dans le lait et passez.

On se sert de ce gargarisme pour les douleurs de dents.

Gargarisme sédatif.

Extrait d'opium............ 1 gram.
Décoction d'orge........... 150

Gargarisme acidulé.

Sirop de mûres............. 32 gram.
Décoction d'orge........... 250
Acide sulfurique jusqu'à agréable acidité.

On l'emploie dans l'angine, l'esquinancie et toutes les inflammations de la gorge.

Gargarisme détersif.

Miel rosat............. 64 gram.
Alcool sulfurique....... 25
Eau d'orge........... 350

On mêle.

Gargarisme adoucissant.

Racine de guimauve.... 15 gram.
Tête de pavot.......N° 1
Eau pour un décocté de. 250

On ajoute.

Miel rosat............ de 30 à 65

On passe.

Gargarisme adoucissant des hôpitaux de Paris.

Roses rouges.......... 8 gram.
Eau bouillante........ 250
Miel rosat............ 32
Alun 4

On fait infuser les roses dans l'eau bouillante pendant une heure ; on passe avec expression et l'on ajoute à la liqueur le miel rosat et l'alun.

Gargarisme de Montpellier.

Acétate de plomb........ 1 gram.
Miel rosat............. 64
Eau de roses........... 96

On dissout le sel dans l'eau de roses, et l'on verse le soluté dans le sirop.

Ce gargarisme réussit très-bien dans la salivation occasionnée par le traitement mercuriel.

Gargarisme astringent.

Miel rosat............... 64 gram.
Infusion de roses pâles..... 125

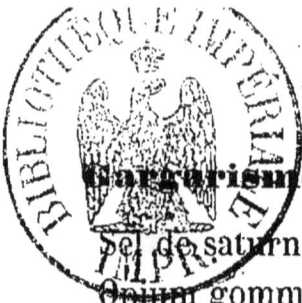

Gargarisme sédatif de Charles.

Sel de saturne...............	3 gram.
Opium gommeux..........	3 décigr.
Sirop de mûres...........	32 gram.
Eau de roses.............	250

Contre les inflammations douloureuses, dans les cas de gangrène. Ne devrait-on pas doubler la dose du sirop de mûres?

DES GELÉES MÉDICINALES.

Les gelées médicinales sont formées de principes gommeux ou gélatineux et de sucre; elles sont épaisses, tremblantes, d'un aspect léger et d'une saveur ordinairement agréable.

Dans notre Pharmacopée, nous avons séparé les gelées officinales des gelées magistrales; mais ici nous les confondons, parce que nous n'avons pas le même intérêt à les séparer.

Gelée de fécule.

Fécule de pommes de terre......	32 gram.
Sucre......................	125
Eau.......................	500

Faites S. A.

On remplace quelquefois l'eau par du lait; la gelée est plus agréable et plus adoucissante.

Gelée de Lichen d'Islande.

Lichen d'Islande............... 64 gram.
Sucre 125
Colle de poisson.............. 4

F. S. A.

On prépare la gelée quelquefois avec le lichen privé d'amertume.

Gelée de carragahem.

Carragahem (*Fucus crispus*)..... 60 gram.
Sucre blanc.................. 125

On lave le carragahem, on en fait une forte décoction avec *q. s.* d'eau; on passe avec expression, on ajoute le sucre, on réduit à 250 grammes par évaporation et l'on passe à travers un linge.

On aura soin de remuer presque continuellement, pour éviter que le mélange ne se brûle étant sur le feu.

Gelée de corne de cerf.

Corne de cerf rapée......... 250 gram.
Sucre 125

Un blanc d'œuf et le jus d'un citron.

Eau...................... *q. s.*

On lave la corne de cerf à l'eau chaude, on la fait bouillir dans un vase couvert avec 2 kilogr. d'eau, on réduit à moitié, on passe et on exprime fortement;

on ajoute le sucre et le blanc d'œuf délayé dans un peu d'eau, on porte à l'ébullition, on ajoute le suc de citron, et on fait réduire à 250 gram. que l'on aromatise avec quelques zestes de citron.

Gelée de corne de cerf émulsionnée.

(Blanc-manger.)

Gelée de corne de cerf......... 250 gram.
Amandes douces............... 30
Sucre....................... 16
Eau de fleurs d'oranger........ 16
Alcoolat de citron............ 12 gouttes.

On chauffe un mortier de marbre avec de l'eau bouillante, ainsi que le pilon ; on pile les amandes avec le sucre et l'eau de fleurs d'oranger, pour en faire promptement une pâte fine que l'on délaiera avec la gelée de corne de cerf, qui vient d'être préparée et bouillante ; on passe à travers une étamine ; on ajoute l'alcoolat de citron, on exprime et on fait refroidir dans de l'eau froide, et mieux encore dans un mélange réfrigérant.

Nous allons à présent donner la formule de plusieurs autres gelées.

Gelées de baume de copahu et de diverses huiles médicinales.

C'est un moyen commode et facile de faire prendre aux malades ces sortes de médicaments.

Baume de copahu........ 30 gram.

Sucre................... 26

Ichthyocolle .... 4 à 6 gram.

On fait dissoudre l'ichthyocolle et le sucre dans l'eau bouillante; la dissolution faite, on passe le liquide et on le laisse refroidir ; on met le soluté dans un mortier de marbre légèrement chauffé ; on ajoute le baume de copahu , et on agite le mélange jusqu'à consistance de crême ; on mêle dans un pot et on laisse prendre en gelée.

Ainsi se préparent les gelées d'huile de ricin, de foie de morue et de raie. Ces gelées ainsi préparées s'altèrent au bout de sept ou huit jours.

Gelée analeptique pectorale.

Fruits pectoraux.............. 575 gram.

Réglisse...................... 90

Gomme arabique............... 90

Manne........................ 90

Gélatine. 90

Sucre. ....,...... 150

Faites S. A.

Gelée au baume de Tolu.

Baume de Tolu............... 60 gram.

Alcool , quantité suffisante.

Dissolvez et ajoutez :

Eau...................... 2250 gram.

Filtrez la liqueur et dissolvez :

Ichthyocolle............... 90 gram.
Sucre................... 1000
Acide tartrique. :.......... 15

Ajoutez encore blanc d'œuf pour clarifier et cuire en consistance convenable, puis ajoutez :

Eau de fleurs d'oranger...... 125 gram.

Gelée laxative.

Chair de veau............ 1000 gram.
Eau.................... 2000

Faites cuire pendant douze heures, passez et ajoutez à la solution :

Manne en larmes.......... 96 gram.

Faites fondre et passez.　　　　(Cadet.)

Gelée pectorale des fruits.

(Brevet expiré.)

Dattes, raisins de Corinthe, jujubes
　　et figues grosses, àà........... 125 gram.
Lichen d'Islande mondé......... 160
Poumon de veau haché et lavé..... 500
Pied de veau préparé et coupé ... N° 2

On fait bouillir toutes ces substances dans 6 litres

d'eau, jusqu'à réduction des deux tiers, et on passe avec expression à travers un linge ; on ajoute alors :

Gomme arabique blanche..... 250 gram.

On fait fondre à une douce chaleur, et d'autre part on prend :

Sucre blanc............ 1000 gram.
Miel blanc............ 500
Suc de mûres......... 125
Infusion pectorale....... 375

On fait un sirop qu'on clarifie et auquel on ajoute la décoction ci-dessus, plus :

Eau de fleurs d'oranger.. 125 gram.
Alcoolat de citron....... 15

On fait réduire au bain-marie pendant une heure ; on enlève de la gelée la pellicule qui s'est formée à sa surface et on la coule ainsi préparée dans des moules de porcelaine ou de fer-blanc.

On obtient ainsi un excellent bonbon pectoral, parfaitement diaphane et d'une consistance convenable pour assurer sa conservation,

Gelée de salep.

Salep................... 15 gram.
Sucre................... 125

Eau, quantité suffisante pour une livre de gelée, que l'on aromatise.

On prépare de même la gelée de sagou, en doublant la quantité de cette dernière substance.

De l'enrobement.

L'enrobement consiste dans cette opération au moyen de laquelle on recouvre certaines graines médicamenteuses, d'une saveur désagréable, avec du sucre, par le même mode mis en pratique pour envelopper de sucre les semences d'anis; on recouvre encore d'une couche de sucre seulement ou de sucre et de gomme, certaines pilules d'une odeur et d'une saveur désagréables, afin de masquer et de corriger ce qu'elles offrent de repoussant.

(Nous ne donnons pas plus d'étendue à cet article, attendu que nous renvoyons à l'article *Pilules,* pour traiter de cet objet avec beaucoup de développement.

Cet article, qui doit être placé avant celui de la *Glace artificielle,* aurait dû se trouver avant l'article du *Frêne;* mais il a été inscrit sur une feuille volante, elle avait été égarée, ce qui est cause qu'elle n'a pas été imprimée au moment convenable.)

De la glace artificielle.

Les pharmaciens peuvent se trouver dans des circonstances où il soit nécessaire qu'ils aient à préparer de la glace artificielle pour le besoin de certains malades; aussi, nous allons indiquer comment il convient d'opérer pour obtenir de la glace.

A cet effet, nous allons rapporter ce qui est exposé à cet égard dans le *Bulletin général de thérapeutique;* puis nous verrons comment on doit préparer les glaces des limonadiers.

Voici comment s'exprime le *Bulletin général de thérapeutique:*

« La congélation artificielle de l'eau, qui n'a qu'un intérêt scientifique dans les grandes villes, acquiert une grande importance pratique dans les localités où l'on ne peut facilement se procurer de la glace. Celle-ci compte alors au nombre des médicaments que l'on va demander au pharmacien ; c'est un besoin de la thérapeutique qu'il est appelé à satisfaire.

» M. Courdemanche, pharmacien à Caen, est le premier qui ait publié un procédé pour arriver à ce résultat; son invention a reçu quelques

améliorations de la part de MM. Boutigny et
Dameylet. Aujourd'hui, M. Malapert vient ajouter un nouveau perfectionnement à ce procédé.

» M. Malapert commence par établir les conditions que l'on doit réaliser pour se promettre
le succès. Il s'est assuré par l'expérience, ce
que du reste la théorie faisait facilement pré-
voir, qu'il y a avantage à laisser à découvert les
vases dans lesquels on opère, en les exposant
au contact de l'air, plutôt que de les entourer
de linges mouillés. Il a essayé aussi quels étaient
les bois les plus favorables pour l'emploi, et il
été amené à employer de préférence des vases
en bois de peuplier ou de sapin. Enfin, il a voulu
déterminer quelles étaient les proportions les
plus favorables d'acide sulfurique et de sulfate
de soude dont on pouvait se servir, ainsi que
le degré de concentration de l'acide qui donnait
le plus grand froid.

» L'acide sulfurique à 45° dissout une plus
grande proportion de sulfate de soude qu'à
46° ou 44° et au-dessous ; c'est ce qui explique le plus grand abaissement de température
auquel il a donné lieu. On l'obtient en mêlant
trois parties d'acide à 66° et deux parties d'eau :

douze parties d'acide ainsi étendu dissolvent dix-sept parties et demie de sulfate de soude; et au moment que la dissolution se fait, le thermomètre descend de + 14 à — 17, si le sulfate de soude est en poudre fine.

» L'appareil où se fait la congélation se compose : 1° d'une boîte en bois blanc dont les planches ont 8 millim. d'épaisseur, et qui a elle-même 35 centim. de hauteur, 30 centim. de longueur et 20 centim. de largeur. Cette boîte porte un couvercle également en bois ; 2° d'une deuxième boîte en fer-blanc moins grande que la première, dans laquelle elle doit entrer en laissant un intervalle libre; on remplit cet intervalle avec du coton cardé. C'est dans cette seconde boîte que l'on fait le mélange réfrigérant ; l'eau est congélée dans des moules en fer-blanc, peu épais, allongés et légèrement coniques, que l'on tient plongés dans le mélange réfrigérant. Tout l'appareil est verni de manière à être imperméable à l'eau.

» En se servant de 3 kilòs 375 gram. de sulfate de soude pulvérisé , et 2 kilos 250 gram. d'acide sulfurique à 45°, et en distribuant l'eau dans deux moules qui en contiennent chacun 500 gram., on obtient 1 kilogr. de glace en quarante minutes. Si, après avoir enlevé la glace, on remet 250 gram. d'eau dans l'un d'eux, on obtient en cinquante ou soixante minutes 250 gram. de nouvelle glace.

» M.Malapert rec ommande de ne pas détacher les glaçons à mesure qu'ils se forment contre les parois des moules ; il a remarqué qu'alors les glaçons n'étaient pas restés fermes, que le pain de glace n'était pas aussi compacte que lors-qu'on laissait la congélation s'opérer tranquillement. Il y a avantage à se procurer de la glace très-solide, parce qu'elle met alors plus de temps à fondre en présence de l'air chaud.»

Nous allons maintenant indiquer comment doit opérer un pharmacien qui serait appelé à préparer une glace pour un de ses clients.

Supposons que ce soit une glace au citron qu'on vienne lui demander. Pour obtempérer à cette demande, il commence par préparer un verre de limonade au citron un peu forte, qu'il sucrera convenablement ; il couvrira le verre, le placera dans un sceau de porcelaine assez grand ; ensuite il entourera le verre d'un mélange réfrigérant fait avec de la glace pilée et du sel marin en poudre. Après avoir fait ce premier mélange et en avoir entouré le verre, il s'occupera à faire un second mélange de glace et de sel marin, avec lesquels il entoure le verre, en mêlant ce second mélange dans le sceau qu'il aura vidé. Nous pensons qu'avec ces deux mélanges on obtiendra assez facilement de la glace.

Mais, pour avoir une glace moelleuse et qui ne soit pas formée d'un seul glaçon, on aura le soin de détacher les glaçons à mesure qu'ils se forment, avec une cuillère ou spatule d'argent ; c'est ainsi que l'on opérera pendant tout le temps que la limonade qu'on a mis dans le verre mettra à se glacer.

Nous avons opéré de cette façon chaque fois que nous avons eu à préparer une glace au citron.

Afin que la limonade puisse se glacer plus facilement et pour l'obtenir plus moelleuse, on y dissoudra une cuillerée à bouche de gelée de groseille ou de toute autre gelée.

On voit, par ce que nous venons de dire, que sans sabotière ni vase en étain, on peut glacer facilement un verre de limonade très-acide et bien sucrée.

Dans le cas où le pharmacien ne pourrait pas avoir à sa disposition de la glace, il se servirait alors d'un mélange réfrigérant fait avec l'acide sulfurique à 45° et le sulfate de soude, dans les proportions que nous avons indiquées.

Des granules.

Plusieurs pharmaciens ont voulu décrire le moyen de faire des granules; mais nous sommes obligés de dire qu'il n'y a que M. Dordan, pharmacien à Alger, qui ait décrit un bon procédé pour convertir presque toutes les substances pharmaceutiques sèches, en granules recouvertes d'une enveloppe sucrée. Voici comment s'exprime ce pharmacien.

« L'usage de masquer l'odeur et la saveur de certaines préparations pharmaceutiques est très-ancien.

» Les pharmacologistes des temps passés, et ceux de nos jours, pour sauver aux malades le désagrément de prendre des drogues déplaisantes au goût, les ont associées à des excipients agréables; il les ont recouvertes de feuilles métalliques brillantes, d'enveloppes gélatineuses ou sucrées, puissant moyen d'occuper l'imagination sur des objets capables de charmer l'esprit et les sens.

» Mais les anciens n'ont pas poussé assez loin leurs investigations; ils les ont bornées à quelques préparations, telles que les pilules, les électuaires, les opiats, les conserves et quelques autres, sans chercher à étendre cette méthode à une infinité de substances susceptibles d'être traitées de la sorte.

» Les modernes, au contraire, l'ont étendue plus loin; nous avons aujourd'hui des traités où l'on s'occupe d'une manière particulière de la préparation des médicaments agréables (1).

» Depuis longtemps, les coriandres et les anis sont convertis en dragées; déjà les fleurs non épanouies d'artémises réunies se rencontrent dans des pharmacies, recouvertes d'un épicarpe aux mille couleurs et d'un aspect fort agréable : *Erant ibi omnes... pulchræ oculis et*

---

(1) Ce n'est guère que dans notre Pharmacopée qu'on parle d'une manière spéciale des médicaments agréables.

gustus suavis (Ben., cap. II, v. IX.). Ces fleurs, à saveur agréable, sont présentées aux enfants et aux adultes attaqués de vers lombrics.

» Cependant, presque toutes les substances pharmaceutiques sèches peuvent être réduites en granules et ensuite en dragées, à la manière de l'anis et du semen-contra, au moyen de la bassine branlante des confiseurs. Les poudres, les substances terreuses, les sels non déliquescents, les résines et les baumes secs peuvent être traités de cette manière. Mais, pour cela, il faudrait un établissement spécial, monté sur une grande échelle ; car le pharmacien ne trouvera pas son compte de pratiquer chez lui, en petit, ces sortes d'opérations ; il faudrait qu'il eût le pouvoir d'aller remplir ses bocaux à l'établissement en grand.

» J'arrive au procédé de granulation.

» J'ai agi sur plusieurs substances, telles que les poudres d'ipécacuanha, d'aunée, de valériane et de poudres composées : toujours nos essais ont été couronnés de plein succès.

» D'abord, il est nécessaire que les poudres soient d'une grande finesse : les poudres ballotées se prêtent mieux à l'opération que les

autres (1). Quand on agit sur une poudre composée, il faut que les substances diverses qui
la composent, soient mêlées intimement. On
met ces poudres à l'état de pâte très-ferme avec
la quantité d'eau nécessaire, dans laquelle l'on
a fait dissoudre de la gomme arabique dans la
proportion du vingtième de la poudre employée
à l'opération. On soumet ensuite la pâte à un
battage longtemps continué dans un mortier
approprié à la nature de la substance. La quantité d'eau à employer doit être telle que l'on puisse
obtenir une masse humide, homogène, mais
peu mouillée. Il faut que cette masse n'ait pas
la liaison de celles des tablettes, mais qu'elle se
réduise en miettes en quelque sorte, lorsqu'on
la presse entre les doigts. On égraine ensuite
cette pâte de la manière suivante :

«On place cette masse sur un tamis de peau,
de la nature de ceux avec lesquels on vanne le
blé à l'aire (après avoir enlevé par la ventilation,
la paille et les glumes), et l'on presse cette
masse, au moyen d'une pièce de bois dur ayant

---

(1) On trouvera dans le premier volume de notre Pharmacopée comment on prépare les poudres ballotées.

la forme du tamis, et par un mouvement uniforme de rotation l'on force la pâte à passer à travers les trous du tamis ; on fait sécher à l'étuve, et on sépare ensuite la partie de la poudre mal formée, qui a échappé à la granulation, et que l'on conserve pour une opération subséquente.

» Ces granules sont ensuite recouvertes, à la manière de l'anis, d'une couche de gomme sucrée et coloriée, selon la fantaisie d'un chacun, mais en employant toujours des matières colorantes qui ne soient point nuisibles à la santé.

» J'ai obtenu, de cette manière, des granules d'ipécacuanha qui contenaient un tiers de grain de cette poudre, et qui n'étaient guère plus grosses qu'un grain d'anis.

» Les résines et les baumes friables, au lieu d'être humectés avec de l'eau simple, doivent l'être avec de l'eau-de-vie. On doit les battre longtemps aussi, avant de les soumettre au procédé de granulation.

» Les remèdes susceptibles d'être avalés, les substances employées dans la syphilis, trouveront en cette méthode de grands avantages : d'abord, à cause de la forme et du volume, les granules pourront franchir plus facilement l'isthme du gosier, que ne le font les bols, les pilules et les capsules gélatineuses, qui sont d'un volume trop considérable ; ensuite, il sera plus facile au médecin d'en déterminer les doses et le nombre avec précision.

» La question que je me suis proposée est immense, elle demanderait plus d'un volume de développement ; aussi je n'ai pu et je n'ai dû que l'effleurer dans cet écrit, laissant à vous, Messieurs, le soin de la traiter plus convenablement et d'une manière plus étendue (1). »

Nous avons examiné attentivement le procédé de granulation de M. Dordan, ainsi que sa manière d'opérer pour recouvrir de sucre ses granules ; nous croyons que tous les pharmaciens peuvent pratiquer le procédé suivant :

Au lieu d'un grand tamis de peau dont on se sert pour vanner le blé, on n'a qu'à prendre un tamis de peau tannée, de grandeur ordinaire, et pour diviser la pâte en granules, faire

---

(1) M. Dordan a présenté son Mémoire au Cercle pharmaceutique, qui est établi dans l'École supérieure de pharmacie. Voilà pourquoi il dit, « laissant à vous Messieurs, etc.

agir circulairement sur elle un morceau de bois dur, de la grandeur du tamis.

Les granules qu'on aurait ainsi obtenues seraient recouvertes de sucre, en en mettant 12 ou 15 dans une boîte à argenter les pilules, les humectant avec de l'eau gommée, et les sucrant, en ajoutant dans la boîte un mélange de deux parties de sucre et une partie de gomme, et agitant circulairement jusqu'à ce que les granules soient ainsi recouvertes.

Si l'on avait un grand nombre de granules à recouvrir de sucre, en agissant successivement sur une quinzaine de granules on arriverait en peu de temps à en recouvrir facilement une centaine.

Si, par la première opération, l'odeur des granules persiste, on leur fera subir un second enrobement.

Chaque fois que l'on détermine l'enrobement des granules, il faut les faire sécher, en les plaçant dans une étuve ou en les exposant à un courant d'air sec.

De l'huile de foie de morue.

Nous décrivons dans cet ouvrage à l'article

pilules et à celui de sirops , deux formules de cette huile, que l'on peut considérer comme des médicaments agréables; nous allons décrire quelques autres formules du même genre.

Gelée d'huile de foie de morue, par M. Stanislas Martin.

Un philosophe grec disait souvent : Prenez la voie la plus courte et le moyen le plus simple. Nous appliquons cette maxime à la solidification de l'huile de foie de morue.

Huile de foie de morue.........	125 gram.
Blanc de baleine récent, en été,..	25
en hiver................	20

Mêlez , chauffez au bain-marie et versez alors dans des flacons à large ouverture ; laissez refroidir sans agiter. On peut aromatiser ce médicament avec une huile essentielle.

L'huile de foie de morue ainsi préparée a l'aspect d'une gelée : on l'avale enveloppée dans du pain à chanter humecté d'eau et de sucre, ou de gomme, ou d'amidon pulvérisé.

Le docteur Lauroy a pu faire prendre assez facilement ce médicament à des malades qui se refusaient à avaler de l'huile à l'état liquide (*Bull. gén. de thérap.*).

Moyen de préparer le saccharolé d'huile de foie de morue.

MM. Beauclair et Vuiguier ont proposé l'emploi d'un saccharolé d'huile de foie de morue, comme étant un moyen de faciliter son ingestion.

Huile de foie de morue............ 20 gram.
Sucre porphyrisé................. 25
Carbonate de potasse............ 1
Essence de menthe.............. 6 gouttes.
— d'amandes amères........ 2

M. S. A.

Sous la forme que nous indiquons, disent ces pharmaciens, l'huile de foie de morue est presque un médicament agréable au goût, et grâce au carbonate de potasse les fonctions digestives n'éprouvent aucun dérangement.

Nouveau mode d'administrer l'huile de foie de morue.

Ce mode consiste, d'après M. Sewin, à préparer une infusion de quassia amara, et remplir aux trois quarts une cuillerée à soupe; l'on verse tout simplement l'huile à la surface, et on avale le tout.

Par ce moyen, l'huile ne donne plus ni nausées ni envie de vomir. De tous les moyens proposés pour masquer la saveur désagréable de l'huile de foie de morue, aucun n'a paru plus convenable au docteur que nous venons de nommer.

L'écorce d'oranges a été indiquée récemment; mais ce moyen, d'après M. Dorvault, ne réussit pas dans tous les cas.

Huile de ricin purgeant à la dose de 10 grammes.

(Ivaren.)

On sait que M. Chomel emploie souvent l'huile de ricin à la dose de 10 grammes. Voici, d'après M. Ivaren, le moyen d'assurer l'effet de cette faible dose : on doit la prendre délayée dans une tasse de bouillon d'herbes, s'abstenir de toute boisson pendant deux heures (afin de ne pas affaiblir l'action du remède en le délayant dans une grande quantité de liquide); et passé ce temps, avaler un bol de bouillon de viande dégraissé et chaud. Cette petite quantité d'huile de ricin doit être facile à avaler; c'est dans ce but que nous avons donné le procédé de M. Ivaren.

Autre moyen de faire prendre l'huile de ricin.

En Italie l'huile de ricin a été très-préconisée sous la forme suivante :

Huile de ricin alcoolisée...... 10 à 15 gram.
Eau de fleurs d'oranger...... 10
Sirop d'écorce d'oranges..... 10

On dit que cette huile mélangée avec les substances que nous venons d'indiquer, peut être prise plus facilement et qu'elle agit plus fortement que l'huile ordinaire obtenue par expression ou par ébullition des semences dans l'eau et qui présente l'inconvénient de ne pas être bien supportée par tout le monde ; elle devrait être prise à la dose de 30 à 60 grammes pour produire l'effet qu'on obtient de l'administration de 10 à 15 gram. d'huile de ricin alcoolisée. M. Ivaren a trouvé que cette huile est un mélange de 72 parties d'huile de ricin et 28 parties d'alcool : il pense pouvoir assurer qu'elle a été préparée par l'extraction de l'huile au moyen de l'alcool. On doit avoir mis en pratique le procédé de M. Fagon (pag.150 du 1er volume de notre Pharm.).

DE L'IODE.

Nous étions fort embarrassé pour masquer et corriger la saveur désagréable des médicaments iodés ; heureusement nous avons trouvé dans l'*Annuaire médical de* 1854 de M. le professeur Bouchardat, quelques préparations qui offrent des médicaments sinon agréables, du moins peu répugnants. Nous allons les décrire en leur faisant subir quelques modifications.

1° Saccharure iodé.

Iode..................... 0,1 décigr.
Sucre .... 20 gram.

Triturez dans un mortier de manière à obtenir un mélange parfaitement homogène. Divisez ce mélange en 20 prises à prendre de 1 à 4 par jour.

J'administre ce médicament le matin à jeun et le soir en se couchant, étendu sur une tartine de beurre ou de confiture ; je commence par le prescrire à la dose de 0,4 matin et soir, et j'augmente cette même dose progressivement, suivant les indications qui se présentent.

Pour masquer et corriger l'odeur de l'iode, ne pourrait-on pas se servir du sucre à la vanille?

2° Mellite iodée.

Iode..................... 0,1 décigr.
Miel de Narbonne........ 20 gram.

M. S. A. Pour obtenir l'iode dans un état de parfaite division, on doit préalablement le triturer avec une quantité convenable de sucre. A prendre en nature ou bien sur une tartine de beurre ou de confiture, à la dose de 1 gramme, matin et soir, pour commencer, puis on doit élever progressivement la dose.

Ne pourrait-on pas parfumer avec du sucre à la vanille, et peut-être mieux encore avec du sucre à l'essence d'huile volatile d'anis?

N° 3 Pilules iodées.

Iode...................... 1 décigr.

Mie de pain *q. s.* pour 20 pilules à prendre de 1 à 4 par jour, au moment du repas.

Ne devrait-on pas enrober ces pilules?

Huile iodée.

Huile d'olive pure....... 10 gram.
Iode.................... 1

Triturez dans un mortier chauffé, filtrez à travers un papier Joseph.

Sirop sthénique iodé.

Sirop de gomme.......... 140 gram.
— de baume de Tolu.... 50
Essence de lavande........ 5 gouttes.
— de romarin........ 5

Dissolvez dans alcool 10 grammes, ajoutez une goutte d'huile iodée par cuillerée à café de sirop.

Dose moyenne, de 2 à 4 cuillerées à café par jour, une heure avant chaque repas.

Ne devrait-on pas remplacer les huiles essentielles par toute autre d'une odeur plus agréable, comme celle d'anis ?

Pâte sthénique iodée.

Pâte de lichen du Formulaire, à laquelle on ajoute avant coction une proportion telle de l'huile d'iode, que chaque tablette de pâte contienne une goutte de cette même huile, c'est-à-dire, 0,005 d'iode.

Dose moyenne, de 2 à 5 tablettes par jour entre les repas.

Ne vaudrait-il pas mieux, afin que l'iode ne s'évapore pas, mêler l'huile iodée lorsque la pâte est presque refroidie ?

Ne pourrait-on pas parfumer cette pâte avec une huile volatile ?

DES INJECTIONS.

Les injections sont des médicaments liquides, de différente nature, destinés à être introduits dans diverses cavités du corps.

Les injections sont assez nombreuses.

Nous donnerons seulement la formule de deux injections.

Injection diurétique du Dr Chrestien.

Digitale pourprée............. 8 gram.
Eau bouillante *q. s.* pour colature 125

A injecter en une seule fois dans le rectum, deux fois dans un jour ; on augmente la dose progressivement,

Dans l'anasarque, l'hydropisie ascite, etc.

Injection calmante du prof. Caizergues.

Laudanum liquide de Sydenham.. 15 gouttes.

A injecter dans le rectum, après avoir administré un lavement ordinaire.

Dans les douleurs d'estomac et dans les maux de tête violents.

DE L'IPÉCACUANHA.

D'après M. le prof. Bouchardat, l'ipécacuanha est un médicament des plus recommandables, que l'on ne pourrait remplacer, dans certaines circonstances, par aucun autre vomitif.

Dans les ouvrages de pharmacie sus-mentionnés, on décrit les formules de plusieurs médicaments dont il forme la base ; on pourrait se servir de l'ipécacuanha à l'éther, pour avoir des préparations agréables et même ajouter du sucre à celles qui n'en contiennent pas.

Ce qui nous a donné l'idée de préparer de l'ipécacuanha à l'éther, c'est la connaissance de l'analyse qui a été faite de cette racine par MM. Magendie et Pelletier : ils reconnurent que l'ipécacuanha contenait une matière grasse, et c'est à cette matière qu'ils attribuèrent une odeur et une saveur nauséeuses et repoussantes. Il fallait donc enlever à l'ipécacuanha cette matière; c'est ce que nous fîmes en le traitant avec l'éther; quoique privé de cette substance, l'ipécacuanha conserve toutes les propriétés qu'il possédait.

Ipécacuanha à l'éther.

Ipécacuanha en poudre fine.   32 gram.
Éther sulfurique.......... 192

Mettez ces deux substances dans une fiole, et après 6 heures de contact et quelques agitations, jetez le tout sur un filtre, pour séparer l'éther, qui peut servir pour une autre opération.

On expose l'ipécacuanha éthéré à l'air, afin qu'il perde toute odeur d'éther; alors on le triture dans un mortier de porcelaine et on le passe au tamis de soie.

Il possède la propriété vomitive comme l'ipécacuanha ordinaire; on l'administre à la même dose.

Nous devons décrire ici les préparations dont l'émétine constitue la base, et cela, parce que cette substance est retirée de l'ipécacuanha.

DE L'ÉMÉTINE.

L'émétine a été conseillée par M. Magendie, pour remplacer l'ipécacuanha ordinaire; mais avec l'ipécacuanha à l'éther on peut se passer de l'émétine. Toutefois, nous allons décrire les formules d'émétine indiquées par ce médecin.

Sirop d'émétine.

Émétine médicinale ou brune..   9 décigr.
Sirop de sucre............. 500 gram.

On dissout l'émétine dans une petite quantité d'eau, on l'ajoute au sirop bouillant, et on lui fait jeter quelques bouillons.

30 grammes de ce sirop contiennent 5 centigram. d'émétine.

Tablettes d'émétine pectorales.

Émétine brune............... 1 gram.
Sucre..................... 100
Mucilage de gomme adraganthe. s. q.

14.

On fait des tablettes de 1/2 gramme, en introduisant dans la pâte assez de laque carminée pour les colorer en rose.

Chaque tablette contient 5 milligram. d'émétine.

Tablettes vomitives d'émétine.

Émétine brune............ 5 gram.
Sucre.... 97

Mucilage *q. s.* pour des tablettes de 1 gramme, contenant 5 centigrammes d'émétine brune.

Ne pourrait-on pas, pour rendre ces trois préparations d'émétine agréables, les parfumer avec une huile volatile ou avec de la vanille?

DES JULEPS.

Les anciens pharmacologistes donnaient le nom de julep à un médicament liquide formé de 3 parties d'eau distillée aromatique et 12 parties de sucre : ainsi, un julep devait être dans le principe un médicament agréable ; mais il s'en faut bien qu'il en ait été toujours ainsi.

Aujourd'hui le nom de julep est employé pour des potions ou des mixtures plus ou moins compliquées ; cependant on ne devrait considérer comme julep qu'un mélange de sirop et d'eau distillée, auxquels on peut ajouter quelques gouttes de laudanum liquide de Sydenham et d'éther, que l'on fait prendre aux malades en une ou deux prises, pour les calmer et les faire dormir.

Nous indiquerons comme juleps agréables, le julep calmant, le julep gommeux, le julep rafraîchissant, le julep fortifiant et le julep antispasmodique.

Nous allons décrire comment on doit préparer ces juleps et quelques autres.

Julep calmant.

Sirop d'opium................	8 gram.
Eau de fleurs d'oranger.........	24
Eau de laitue.................	125

Mêlez.

On rend ce julep plus antispasmodique par l'addition de 15 à 20 gouttes d'éther sulfurique.

Julep gommeux.

Gomme arabique en poudre.......	8 gram.
Sirop de guimauve.............	32
Eau de fleurs d'oranger.........	30
Eau.	80

Faites S. A. un julep.

Julep rafraîchissant.

Acide tartrique.............. 2 gram.
Eau de cerises noires.......... 192
Sirop de framboises........... 32

Faites S. A. un julep, que l'on fait prendre par cuillerée, dans les ardeurs d'entrailles.

Julep fortifiant ou cordial.

Oléo-saccharum de citron....... 16 gram.
Eau de cannelle vineuse........ 192
Sirop de limon ou de grenade.... 32

On mêle dans une fiole qu'on bouche; pour prendre par cuillerée à la suite de grandes évacuations.

Julep éthéré dit antispasmodique.

Sirop de sucre................. 32 gram.
Eau de fleurs d'oranger......... 64
Eau de fleurs de tilleul.......... 64
Éther sulfurique............... 4

On mêle; on le fait prendre par cuillerée.

Julep calmant de Chaptal, réformé.

Sirop de pavot........... 12 gram.
Sirop simple............. 32
Eau de laurier-cerise...... 4
Sel de saturne........... 4 décigr.
Eau de laitue............ 160 gram.

Julep écossais contre le croup.

Sirop de Tolu............... 32 gram.
Sirop de gomme........... 32
Eau de poulet............. 96

On en donne une cuillerée à bouche **tous les** quarts d'heure.

Julep calmant du prof. Lallemand.

Sirop d'acétate de morphine.. 32 gram.
Infusion de lierre terrestre.... 125

Il est employé dans les toux opiniâtres accompagnées d'irritation du larynx. On augmente graduellement la dose de ce julep jusqu'à celle de 96 grammes dans les vingt-quatre heures. On le fait prendre par cuillerée.

DES LAITS.

Nous n'avons point à nous occuper du lait naturel, parce qu'on connaît son usage comme aliment et ses propriétés comme médicament ; mais nous aurons à donner diverses formules dans lesquelles on fait entrer le lait avec d'autres substances, ainsi que d'autres préparations qui sont blanchâtres et ont l'aspect du lait.

Lait analeptique.

Mousse d'Irlande............ 5 gram.
Lait de vache............... 750

Faites bouillir 10 minutes, exprimez et ajoutez :

Eau de fleurs d'oranger double.   15 gram.

On pourrait sucrer ce lait pour le rendre plus agréable.

Lait analeptique de Rhadunter.

Carragahen incisé......... 5 gram.
Lait de vache............ 750
Sucre blanc.............. 30
Cannelle contusée........ 1

On fait bouillir de même pendant 10 minutes, on passe et on exprime ; on fait dissoudre le sucre. On peut augmenter la dose, selon le goût du malade. Contre la diarrhée et la dyssenterie chronique.

M. Rhadunter lui associe une quantité convenable de teinture de ratanhia (une cuillerée à café par tasse). On peut aromatiser ce lait avec quelques amandes amères et de la vanille.

Lait analeptique au chocolat.

Chocolat râpé............. 15 gram.
Lait de vache............. 420
Saccharolé d'ichthyocolle... 30
Extrait de genièvre........ 15
Bicarbonate de soude...... 4 décigr.

Faites jeter quelques bouillons.

Ne pourrait-on pas supprimer l'extrait de genièvre, par rapport aux personnes qui ont de la répugnance pour cet extrait, en le remplaçant par la canelle ou la vanille?

Lait d'ânesse artificiel.

Escargots.............. N° 12
Corne de cerf........... 12 gram.
Orge perlé............. 12
Eau.................. 750

Réduisez à moitié et ajoutez :

Sirop de capillaire........ 32

(Jourdan.)

Lait aux escargots de Montpellier.

Escargots............. N° 15
Eau................. 250 gram.

Faites bouillir à petit feu pour réduire à 100 gram.

Ajoutez lait.............. 100 gram.

qu'on édulcore agréablement et qu'on peut aromatiser.

Soir et matin cette dose, dans la phthisie.

Lait au bouillon de viande.

Lait bouilli............. 100 gram.

Bouillon de viande chaud... 100

Mêlez et administrez lorsqu'il est encore chaud, après l'avoir sucré et aromatisé avec l'eau de fleurs d'oranger double.

Lait d'enfant.

Huile d'amandes douces..... 30 gram.

Jaune d'œuf............... N° 1

Mucilage de gomme arabique. 4 gram.

Carbonate de potasse........ 1

Eau..................... 60

Eau de roses.............. 30

Mêlez.

Autre lait d'enfant.

Lait bouilli.................. 100 gram.

Décoction d'orge.............. 100

Mêlez et sucrez légèrement.

Faites têter à la bouteille, lorsque les enfants éprouvent de l'irritation et lorsque la mère n'a pas assez de lait.

Lait de poule.

Jaune d'œuf................. N° 1

Sucre en poudre.............. 60 gram.

Eau bouillante................ 250

Mêlez bien le jaune d'œuf avec le sucre et ajoutez peu à peu l'eau bouillante.

On le prend tout chaud au moment de se coucher, pour calmer la toux.

Lait de mousse perlée, du médecin de Dublin.

Mousse perlée................ 8 gram.
Lait récemment trait.......... 700

Faites macérer la mousse perlée dans une certaine quantité d'eau froide pendant quelques minutes, pour en opérer le lavage; puis faites bouillir dans le lait jusqu'à ce qu'il ait acquis la consistance d'une gelée, que vous passerez et édulcorerez à volonté, et dont vous varierez le goût avec du citron ou de l'orange, ou de la canelle, ou de la vanille, ou des amandes amères.

Lait virginal.

Teinture de benjoin........... 30 gouttes.
Eau....................... 250 gram.

On fait tomber un filet de la teinture dans l'eau; c'est le moyen d'avoir un lait très-blanc et exempt de grumeaux.

Cosmétique que l'on rend d'une odeur plus agréable, en y ajoutant :

Eau de roses double........... 60 gram.

15

Lait de magnésie de Mialhe

Magnésie calcinée.............. 100 gram.
Eau......................... 800
Eau de fleurs d'oranger......... 100

Broyez la magnésie avec l'eau, portez à l'ébullition en agitant sans cesse, et ajoutez l'eau aromatisée, après refroidissement.

On l'administre à la dose d'une cuillerée à café, comme absorbant ; de 3 à 4 cuillerées à bouche pour purger.

Chaque cuillerée à bouche contient 2 gram. de magnésie.

DES LAVEMENTS.

Les lavements sont des médicaments liquides destinés à être introduits dans le rectum, au moyen d'une seringue ou d'un clysopompe.

Nous ne ferons pas mention des lavements dont les formules sont décrites dans les ouvrages de pharmacie ; nous nous bornerons à donner quelques formules particulières.

Lavement fébrifuge.

Sulfate de quinine.............. 75 centigr.
Laudanum de Rousseau........ 4 gouttes.
Eau distillée................. 125 gram.

Lavement iodé.

Gomme arabique............... 15 gram.
Eau........................ 150

Ajoutez :

Teinture d'iode............... 3 gouttes.

Dans l'aménorrhée , les scrofules.   (Cadet.)

Lavement de quinquina.

Quinquina jaune .... 20 gram.
Eau *q. s.* pour une décoction de.. 250

Ajoutez à la solution :

Laudanum liquide............... 15 gouttes.

Dans les fièvres intermittentes.   (Bouchardat.)

Lavement au sulfate de quinine.

Sulfate de quinine............. 1 gram.
Décoction de pavot............ 150

On ajoute quelques gouttes d'eau acidulée pour dissoudre le sulfate de quinine ; le malade doit garder ce lavement le plus longtemps possible.

(Bouchardat.)

Souvent, on substitue à la décoction de pavot l'eau simple.

Il nous semblerait que , pour que le lavement fébrifuge produisît un plus grand effet, il serait bon de faire évacuer préalablement le rectum par un lavement ordinaire.

Autre lavement antipériodique.

Quinquina jaune................. 32 gram.
Sirop diacode 32

Eau *q. s.* pour 100 gram. de décoction.

A prendre dans l'apyrexie, pendant plusieurs jours, chez les personnes délicates qui répugnent à prendre le médicament.

Pour les enfants on réduit la dose.

Avant d'administrer le lavement antipériodique, on donne un lavement ordinaire.

Dans quelques circonstances on peut supprimer le sirop, ou en réduire la dose.

Lavement antihystérique.

Assa fœtida .... 2 gram.
Décocté de guimauve............ 16

Eau *q. s.* pour un lavement qu'on administre dans les affections hystériques, mais on ne doit l'administrer qu'après avoir donné un lavement ordinaire.

Lavement contre la diarrhée chronique.

Gomme adragante............... 1 gram.
Amidon........................ 8

Laudanum de Sydenham......... 20 gouttes
Eau........................ 300 gram.

Faites S. A.

Lavement anodin.

Laudanum de Sydenham, de.. 20 à 60 gouttes
Eau froide, de............. 30 à 45 gram.

On se sert d'une petite seringue à injection en étain.

Dans la diarrhée occasionnée par la cholérine; on l'administre par l'anus en injection.

Lavement nutritif.

Bouillon de viande chauffé convenablement .... 125 gram.

Administré en lavement, et selon le besoin on le répète toutes les quatre heures ou à un intervalle plus éloigné.

DES LIMONADES.

On a donné dans le principe le nom de limonade, à une boisson faite avec l'eau, le suc de citron et le sucre, le tout aromatisé avec l'écorce de ce fruit; par extension, on a donné le nom de limonade à des boissons acidulées avec différents acides, tout comme on a donné le nom de limonade sèche à un mélange d'un sel acide, de sucre et d'aromate.

15.

Nous allons donner la formule de quelques limonades.

Limonade sèche.

Sel essentiel d'oseille........... 24 gram.
Sucre royal.................... 500
Huile essentielle de citron....... 8 gouttes.

On mêle exactement ; en dissolvant 32 grammes de cette poudre dans un verre d'eau, on forme une limonade artificielle, qui a le goût et l'odeur de la limonade faite avec du jus de citron; elle a les mêmes propriétés.

Cette poudre est fort commode, en ce qu'elle est facile à être transportée, et qu'on se procure ainsi de la limonade en tout temps et en tout lieu.

On prépare avec l'acide citrique et l'acide tartrique cristallisés, une limonade sèche ; pour cela, on mêle ces sels avec du sucre et on aromatise avec l'huile essentielle de citron.

Cette limonade est utile pour les voyageurs.

On prépare encore une limonade sulfurique et une limonade nitrique, en ajoutant à l'eau l'un ou l'autre de ces acides jusqu'à agréable acidité et l'on sucre convenablement.

La limonade minérale sulfurique est prescrite dans les phlegmasies.

Préparée avec l'acide nitrique, elle constitue la limonade minérale nitrique.

Limonade gazeuse.

Sirop de limon.............. 3000 gram.

Eau....................... 25 kilog.

Acide carbonique 5 fois le volume du soluté de sirop de limon, que l'on distribue en 34 bouteilles contenant chacune 700 grammes de véhicule.

Cette limonade constitue une boisson fort agréable et très-tempérante.

On pourra faire un grand nombre de boissons agréables et variées, en remplaçant le sirop de limon par le sirop de berberis, le sirop de cerises, le sirop de framboises, le sirop de groseilles, le sirop de suc d'oranges ou le sirop de vinaigre.

Toutes ces boissons peuvent être administrées dans les fièvres inflammatoires.

Limonade gazeuse purgative

Eau commune.............. 700 gram.

Tartrate acidule de potasse.... 52

Suc de citron.............. 1 gr. 1/2

Solution gommeuse.......... 64 gram.

Acide carbonique .... 5 fois le vol.

C'est un purgatif doux. Il peut remplacer les eaux minérales purgatives. — La dose est d'une bouteille dans la matinée. (Bories.)

Il me semble que cette limonade doit être trop acide; on la rendra plus agréable en remplaçant la solution de gomme par 64 grammes de sucre.

Limonade ferrugineuse astringente.

Eau commune............	700 gram.
Sucre.................	125
Carbonate de fer.........	20 centigr.
Carbonate de soude......	20
Solution gommeuse.......	64
Suc de citron...........	1 gram. 1/2
Gaz acide carbonique.....	5 fois son vol.

Son emploi paraît préférable à celui des eaux ferrugineuses, lorsque les personnes qui doivent en faire usage sont affaiblies par de longues maladies et ne peuvent pas supporter les premières.

On l'administre contre les pertes blanches anciennes, les engorgements des viscères abdominaux, les écoulements vénériens chroniques, les catarrhes chroniques de la vessie.

(Bories.)

Limonade à la gomme et au pavot, par Ivaren.

Têtes de pavot............ N° 1
Faites bouillir dans eau.... 1 litre.

Passez et ajoutez :

Sirop citrique gommeux... 60 gram.

Mêlez.

A prendre par tasses ; très-efficacé contre les diarrhées, la dyssenterie, les prodromes du choléra.

On peut remplacer le sirop citrique gommeux par autant de sirop de sucre, *q. s.* de suc de citron et 15 grammes de gomme.

DES LINIMENTS.

Les liniments sont des médicaments de consistance différente, qu'on applique sur la peau, soit pour agir isolément, soit pour déterminer une médication intérieure.

Nous donnerons seulement quelques formules particulières de ces médicaments.

Liniment anthelmintique.

Fiel de bœuf purifié............. 16 gram.
Coloquinte en poudre............ 8
Huile volatile d'absinthe......... 4

Mêlez et partagez en 3 prises, pour appliquer sur le nombril pendant trois jours.

Liniment anthelmintique de Dubois.

Huile de noix rances............. 90 gram.
Alcool de Fioraventi............. 30
Alcool camphré................ 60
Gousse d'ail................... N° 3
Carbonate d'ammoniaque........ 8 décigr.
Ammoniaque.................. 4 gram.

Matin et soir, en frictions sur le ventre.

Liniment rubéfiant et purgatif.

Huile de croton tiglium.......... 8 gouttes
Esprit de menthe............... 30 gram.
Carbonate de soude............. 1

Liniment vermifuge de Pétrequin.

Huile de ricin................. 30 gram.
Huile d'absinthe............... 15
Huile de tanaisie.............. 15
Teinture de benjoin............ 20 gouttes
Teinture éthérée de fougère...... 20

En frotter le ventre. On rendra le liniment plus actif en y ajoutant quelques gousses d'ail bien divisées.

Liniment contre le lumbago.

Poudre de camomille............ 8 gram.
Sel............................... 2
Camphre 2
Essence de térébenthine........ 8
Savon noir..................... 30

Faites S. A. un liniment.   (Home.)

Liniment contre les rhumatismes aigus ou chroniques des articulations.

Éther sulfurique.............. 16 gram.
Teinture de savon............. 40
Teinture d'opium............. 40
Alcoolature d'aconit (avec toute la
    plante).................... 15
Huile camphrée............... 100

Faites S. A. un liniment.

(Sawerden.)

DES LIQUEURS.

En médecine et en pharmacie, on désigne sous le nom de liqueurs, des médicaments dont le véhicule est de nature différente et dont les ingrédients varient beaucoup.

Nous ne ferons nullement mention des liqueurs distillées, dont on trouve les formules dans les ouvrages du distillateur et du liquoriste.

Nous ne donnerons que quelques formules de liqueurs qui constituent des médicaments agréables.

Liqueur éthérée du professeur Golfin.

Sirop d'anis............	1 partie	1 taup.
Sirop diacode..........	1	1
Eau de roses...........	2	2
Eau de fleurs d'oranger..	2	2
Alcool à 86° cent.......	2	2

Mêlez et ajoutez sur chaque taupette du mélange, la taupette étant de la capacité de 250 gram. d'eau :

Éther sulfurique....... 4

et colorez avec la cochenille.

On fait usage de cette liqueur dans les affections nerveuses asthéniques, dans la dyspepsie, les épigastralgies, l'hystérie.

On l'administre par cuillerée à bouche, coupée avec autant d'eau, trois ou quatre fois par jour.

M. le professeur Golfin a été amené à préparer cette liqueur, pour avoir un médicament agréable qui puisse se conserver et remplacer les potions qu'on administre ordinairement pour

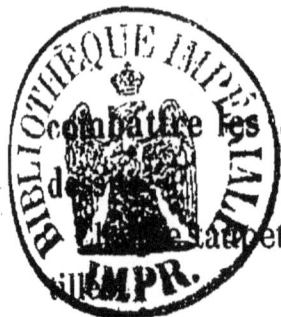

combattre les affections qui sont signalées ci-

dessus. La raquette doit contenir 8 onces d'eau dis-

Pour rendre la préparation de cette liqueur plus facile, nous avons réduit les quantités volume en des quantités poids.

Voici les quantités en poids :

Sirop d'anis.......... 125 gram.
Sirop d'opium........ 125
Eau de roses.......... 250
Eau de fleurs d'oranger. 250
Alcool à 86° cent..... 250
Éther sulfurique...... 125

Mêlez et colorez avec la cochenille.

Liqueur dorée de quinquina.

Quinquina rouge en poudre grossière. 16 gram.
Écorce d'oranges amères......... 16
Cannelle fine................... 16
Safran......................... 8
Vin de Malaga................. 2 litr.
Eau-de-vie vieille.............. 5

Faites digérer pendant 8 jours, passez et faites-y dissoudre :

Sucre...................... 1500 gram.

Cette liqueur est un très-bon stomachique ;

16

en la prenant à la fin de chaque repas, elle aide à faire la digestion.

Liqueur antinéphrétique du docteur Adam.

Têtes de pavot......... 192 gram.
Eau de fontaine........ 1000

Faites bouillir jusqu'à réduction de 250 grammes, exprimez et ajoutez à la colature :

Nitrate de potasse........ 32 gram. .

On en donne 8 gram. matin et soir, dans un verre de décoction tiède de graine de lin ou de guimauve.

Pour rendre ce médicament moins répugnant, on devrait l'aromatiser et le sucrer convenablement.

Cette liqueur est administrée dans les affections douloureuses des voies urinaires.

DES LOOCHS.

Les loochs sont des médicaments liquides magistraux, qui doivent être divisés en loochs ordinaires et loochs blancs.

Les loochs ordinaires sont composés avec l'eau distillée, le sirop de gomme et le kermès minéral.

Voici quelques formules de loochs ordinaires:

Looch bachique de Chellarieu.

Semences de coings.............. 2 pincées
Eau de lin.................... 64 gram.
Eau de pavots................. 64
Sirop de violettes............. 45

Faites S. A. un looch, pour administrer par cuillerée à bouche, chaque fois que le malade éprouvera la toux.

Il nous semble que pour bien préparer ce looch, il faut réduire en poudre les semences de coings, en tirer le mucilage avec les eaux distillées et le passer avant d'ajouter le sirop ; mais la quantité de graines de coings nous paraît trop considérable et on pourrait la réduire à 24 centigr.

Looch pectoral du docteur Roucher.

Sirop de gomme................ 45 gram.
Sirop de tussilage............. 45
Gomme arabique................ 4
Eau de lys.................... 64

Faites S. A. un looch, qui est administré dans le catarrhe pulmonaire, pour calmer la toux et faciliter l'expectoration.

Autre du même docteur.

Sirop de bugle................ 45 gram.
— de lierre terrestre........ 45
— d'érysimum 45
Kermès minéral................ 1 décigr.
Eau de bourrache............. 64 gram.

Quand les crachats sont épais, visqueux, et qu'ils se détachent avec peine.

Looch pectoral de Genève.

Gomme arabique.............. 32 gram.
Sirop d'althea................. 32
— de pavot................. 32

A prendre par cuillerée.

Ce médicament n'est pas un looch, mais bien un sirop ; la gomme se dissout difficilement dans le sirop : il faudrait la dissoudre dans 34 gram. d'eau ordinaire, ou d'une eau aromatique si on le jugeait convenable.

Looch d'amidon, de la pharmacopée d'Édimbourg.

Amidon .... 8 gram.
Cachou....................... 4
Sirop de Tolu................. 32
Blanc d'œuf battu dans l'eau...... 32

Faites S. A. un looch. Dans les diarrhées rebelles.

A présent, parlons des loochs blancs. Ces loochs sont blancs, comme l'indique leur nom, ils sont visqueux, ils sont ordinairement formés d'une émulsion de sirop ou de sucre, d'huile, de gomme et d'un véhicule; quelquefois on suspend l'huile à la faveur d'un jaune d'œuf; on y ajoute aussi le kermès minéral.

Looch blanc de Paris.

Amandes douces mondées de leurs pellicules	18 gram.
Amandes amères mondées de leurs pellicules....................	2
Huile d'amandes douces.........	16
Sucre blanc...................	16
Gomme adragante pulvérisée....	8 décigr.
Eau de fleurs d'oranger.........	16 gram.
Eau commune.................	125

Voici comment dans le Codex on indique d'opérer: Faites une émulsion avec les amandes, l'eau commune et la presque totalité du sucre; délayez peu à peu dans cette émulsion et de manière à avoir un mucilage un peu clair, de gomme adragante qu'on mélangera au reste du sucre; ajoutez l'huile par petites portions; divisez par une trituration prolongée, et délayez enfin avec le reste des liquides.

16.

Toujours, dans le Codex, on recommande de mettre l'huile par petites portions et de triturer longtemps. Quand on prépare le looch bien et très-vite, on peut le rendre plus agréable et favoriser ainsi son ingestion, ce qui est toujours utile pour les malades.

Le procédé du Codex est défectueux, en ce qu'il est long et qu'il ne donne pas toujours un bon résultat. Nous allons indiquer notre procédé, au moyen duquel on fait vite et bien.

L'émulsion étant préparée, on met dans un mortier en marbre :

Gomme arabique................. 1 gr. 1/2
Gomme adragante.............. 80 centigr.
Sucre........................ 8 gram.

On mêle ces trois substances et on verse dessus et à la fois, ayant été pesées dans un pot destiné à cela :

Eau de fleurs d'oranger.......... 16 gram.
Huile d'amandes douces.......... 16

Au même instant on fait agir le pilon de bois, on triture l'espace de trois minutes et on ajoute ensuite un peu d'émulsion; on triture encore un instant, et dès qu'on s'aperçoit que le mélange est homogène on ajoute peu à peu le restant de l'émulsion. Le looch doit être fait dans 12 ou 15 minutes, et on a un looch bien confectionné, dans lequel la saveur de l'huile est presque masquée, surtout en y ajoutant 8 gram. de sucre.

Looch huileux du Codex.

Huile d'amandes douces.......... 16 gram.
Gomme arabique................ 16
Sirop de guimauve............. 32
Eau de fleurs d'oranger......... 16
Eau commune................. 96

Préparez un mucilage avec la gomme et une partie d'eau ; ajoutez ensuite l'huile par petites portions, pour la diviser par une trituration prolongée, et délayez enfin dans le reste des liquides. Toujours on recommande dans le Codex de mettre l'huile par petites portions et de triturer longtemps.

Looch huileux de Montpellier.

Huile d'amandes douces......... 16 gram.
Gomme arabique en poudre...... 10
Eau de fleurs d'oranger......... 15
Sirop simple................. 45
Eau commune................ 120

On met dans un mortier de marbre la gomme arabique, sur laquelle on verse à la fois l'huile et l'eau de fleurs d'oranger, que l'on aura pesées dans le même pot de porcelaine ou de faïence ; on bat les trois substances avec le pilon pendant l'espace de 5 à 6 minutes ; mais à peine a-t-on trituré 2 minutes que la masse prend déjà un aspect blanchâtre, elle est très-blanche au bout de 6 minutes de trituration ; alors on ajoute peu à peu l'eau, de manière que le looch soit confectionné dans l'espace de 10 à 12 minutes.

Looch d'œuf.

Jaune d'œuf.................... N° 1
Huile d'amandes douces.......... 48 gram.
Sirop de guimauve............. 32

Mêlez pendant longtemps dans un mortier de marbre avec un pilon de bois, ensuite ajoutez peu à peu et à plusieurs reprises :

Eau distillée de fleurs d'oranger... 32 gram.
— — de coquelicot........ 64

Le looch ainsi préparé a un aspect jaunâtre.

En imitant la manipulation des cuisinières on aura un looch moins jaunâtre, il sera presque blanc. Voici comme il faut opérer : On met un jaune d'œuf dans un mortier de marbre, on pèse l'huile, et il faut commencer à l'ajouter au jaune d'œuf, goutte à goutte en commençant; on bat fortement, on ajoute encore quelques gouttes, et lorsqu'on a mis une certaine quantité d'huile, on verse le restant par petits filets, en agitant chaque fois que l'on ajoute de l'huile;

au fur et à mesure que le mélange devient assez consistant on y ajoute un peu d'eau, et lorsque toute l'huile est incorporée, on achève d'y ajouter peu à peu le reste du liquide.

Marmelade laxative au café.

Manne en larmes.........⎫
Huile d'amandes douces... ⎬ de chaque 50 gram.
Sucre blanc.............⎭
Infusion de café concentrée. 75 gram.

Faites fondre la manne dans l'infusion de café; ajoutez les autres substances et mêlez.

Donnez deux cuillerées matin et soir, trois après le repas. Dans la bronchite chronique

DES MÉDECINES.

On désigne ordinairement sous le nom de Médecine, une potion purgative composée avec la manne, les follicules de séné ou le séné et avec certains sels ; on y ajoute aussi du tamarin ou de la rhubarbe, de la pulpe de casse, auxquelles on associe parfois du kermès minéral.

Les médecines ainsi préparées sont un médi-

cament répugnant ; mais pour en faire un médicament agréable, on les aromatise au café, au
citron, à l'orgeat. Depuis longtemps on a préparé une médecine au café ainsi formulée.

Médecine au café.

Manne......................... 16 gram.
Follicules de séné.............. 12
Tamarin. 16
Café torréfié et moulu.......... 8
Eau bouillante................. 1 verre.
Faites S. A. une médecine.

M. le professeur Broussonnet préparait une
médecine pour les enfants avec

Séné mondé.................... 8 gram.
Café torréfié en poudre........... 4
Eau bouillante................. 1/2 verre.

Faites infuser, passez, et ajoutez à la colature du
lait : à prendre le matin à jeun.

Dans le *Bulletin de thérapeutique* on décrit
un purgatif qui a beaucoup de ressemblance
avec celui de M. Broussonnet. Nous avons
transcrit ce qu'on dit à l'égard de ce purgatif,
à l'article Café, auquel nous renvoyons.

Médecine au citron.

On prépare cette médecine comme celle au café, mais en retranchant cette substance, et on l'aromatise avec

Alcoolat de citron............... 4 gram.
Eau de fleurs d'oranger ou eau de
roses 16

Médecine à l'orgeat.

Manne en larmes................ 96 gram.
Séné mondé................... 12
Eau bouillante. .... 1 verre.

Faites infuser une heure, passez avec expression et ajoutez à la colature 64 gram. d'émulsion faite avec

Amandes douces............. N° 12
Amandes amères............. N° 4
Et ajoutez :

Eau de fleurs d'oranger ou eau de
roses...................... 16 gram.

Purgatif rafraîchissant et agréable.

On prend :

Crème de tartre soluble.......... 45 gram.
Sucre rapé................... 96

Zeste de citron................. 1 pincée.

Eau bouillante................. 1 pinte.

On mêle la crème de tartre et les zestes de citron, on met le tout dans un vase, on verse une pinte d'eau bouillante et on fait dissoudre le sel et le sucre; on boit de quart-d'heure en quart-d'heure un verre de cette liqueur, qui est agréable et qui produit un effet aussi certain que la médecine ordinaire.

Médecine de magnésie, du docteur Chrestien.

Magnésie calcinée de........ 8 à 16 gram.

Délayez dans un verre d'infusé de pois-chiches tor-réfiés et en poudre, et ajoutez :

Sirop de capillaire............. 60 gram.

Édulcorez à volonté.

C'est un purgatif doux qui convient aux personnes délicates.

DES MIXTURES.

On désignait autrefois sous le nom de Mix-ture un médicament liquide très−actif, destiné à être pris par gouttes sur du sucre ou dans un verre d'une boisson appropriée.

Maintenant, les mixtures sont de véritables

potions, auxquelles on a ajouté quelquefois des substances actives.

Mixture analeptique de Levis.

Crême de lait.................. 100 gram.
Jaune d'œufs frais............. N° 2
Sucre en poudre............... 30 gram.
Eau distillée de cannelle....... 75

Mêlez en agitant.

Cette préparation, d'un goût très-agréable, convient pour réparer les forces à la suite de l'abus du coït ou de la masturbation.

Nous allons donner quelques formules de mixtures.

Mixture de Guérin contre l'hémoptysie.

Alun...................... 2 gram.
Gomme arabique............... 16
Eau de fleurs de coquelicot...... 250
Sirop de diacode.............. 32

On l'administre par cuillerée, dans l'hémoptysie passive ; on rendra cette mixture plus agréable en y ajoutant :

Eau de roses .... 60 gram.

Et on sucrera convenablement.

On retranchera 60 grammes d'eau de coquelicot.

Mixture anti-acide ou absorbante, du professeur Delille.

Lait........................... 64 gram.
Lait de chaux................... 64

Mêlez. A faire prendre en une seule dose qu'on répétera toutes les deux heures, dans les cas de violente irritation.

On ne ferait pas mal de sucrer cette mixture.

Mixture odontalgique, de Cadet.

Éther sulfurique................ 4 gram.
Laudanum liquide................ 4
Baume du Commandeur............. 4
Huile volatile de girofles...... 4

Cadet dit de tremper une pièce de coton dans cette mixture et de l'appliquer sur la dent qui fait souffrir.

DES ONGUENTS.

Les onguents sont des médicaments mous, composés de corps gras, huileux, résineux, et de cire.

Nous ne donnerons que quelques formules d'onguents particuliers.

Onguent vermifuge de Montpellier.

Coloquinte en poudre............ 16 gram.

Aloès succotrin................. 64

Beurre récent.................. 16

Onguent d'althæa. 64

Huile volatile d'aspic........... 1

Huile de pétrole............... 1

M. F. S. A. un onguent.

On en frictionne l'abdomen des enfants qui
sont atteints de vers et qui ont une grande
répugnance pour les médicaments.

Onguent vermifuge de la Pharmacopée de Wurtemberg.

Aloès hépatique en poudre....... 12 gram.

Coloquinte   id.   12

Racine d'azarum   id.   12

Sommités de tanaisie id. 12

—   de sabine   id.   12

—   d'absinthe id. 12

Myrrhe   id.   12

Mêlez et incorporez :

Fiel de bœuf. .... 60 gram.

D'autre part, faites liquéfier :

cire jaune.................... 96

Térébenthine de Venise......... 192

Avec huile d'absinthe préparée par
décoction .... 20 gram.

Réunissez au premier mélange et agitez bien, pour
avoir une masse dans laquelle on ajoutera :

Huile de sabine.................... 4 gram.
Huile de pétrole................... 4

Onguent contre les brûlures.

Huile d'amandes douces......... 130 gram.
Térébenthine.................... 64
Cire jaune..................... 32
Baume du Pérou............... 6
Camphre en poudre............ 60 centigr.
Orcanette...................... q. s.

Faites S. A.

On étend cet onguent sur du linge fin, pour
l'appliquer sur les parties brûlées.

Orangeade gazeuse purgative.

M. Mialhe a donné la formule suivante,
comme donnant un purgatif agréable.

Crême de tartre soluble......... 30 gram.

Dissolvez dans q. s. d'eau et ajoutez :

Sirop d'oranges................ 100 gram.

Introduisez dans une bouteille d'eau de Seltz à l'appareil ordinaire, avec :

Eau gazeuse à 4 volumes....... 500

Bouchez et ficelez.

Il va sans dire que, dans cette préparation, on peut remplacer le sirop d'oranges par un autre sirop agréable, tel, par exemple, que celui de framboises, de groseilles, etc.

D'après M. E. S., l'inconvénient attaché à la crême de tartre soluble et son excessive acidité, est la cause de la grande quantité de sirop employée; mais ne vaudrait-il pas mieux faire usage, au lieu d'un sirop acide, d'un sirop simple, et le parfumer avec les zestes de citrons ou d'oranges?

DES PASTILLES.

Pour nous, ne confondant pas les pastilles avec les tablettes, nous définissons les premières un médicament solide composé de sucre ou de chocolat, dans lequel on incorpore, à l'aide de la chaleur, des substances médicamenteuses.

Les pastilles dont nous avons à décrire la préparation, doivent figurer parmi les médicaments agréables; ce sont les pastilles à la menthe, les pastilles à la rose, les pastilles au citron, les pastilles à la fleur d'oranger, les pastilles au chocolat d'ipécacuanha de Daubenton.

17.

Pastilles à la menthe poivrée.

Huile essentielle de menthe poivrée.   4 gram.
Sucre très-blanc.................. 375
Eau de menthe poivrée............ *q. s.*

On pile le sucre dans un mortier de marbre ; on le passe au tamis de crin ; on passe de nouveau le produit à travers un tamis de soie, et on emploie à la préparation des pastilles la portion du sucre seulement qui a traversé le tamis de soie.

On met de ce sucre dans un poêlon à bec, avec une quantité d'eau de menthe poivrée suffisante pour en faire une pâte ; on chauffe ; dès que l'ébullition se manifeste, on ajoute du sucre granulé et l'essence de menthe ; on mêle et on divise par gouttes, en faisant tomber la matière à l'aide d'une tige métallique en gouttes séparées, que l'on reçoit sur une feuille de fer-blanc et dont on achève la dessication à l'étuve à une douce chaleur.

On prépare de même :

Les pastilles à la rose,

Les pastilles au citron,

Les pastilles à la fleur d'oranger.

Pastilles de citrate de fer.

Citrate de peroxyde de fer en poudre.   25 gram.
Sucre en poudre.................. 375
Eau.............................. 75

Mêlez très-exactement pour avoir une pâte ferme, que vous tasserez dans un pot. Mettez environ 30 grammes de cette pâte dans un poêlon à bec; placez sur le feu et agitez jusqu'à ce que le mélange soit assez ramolli pour pouvoir être coulé en pastilles, du poids, autant que posible, de 6 décigrammes, contenant alors chacune 25 milligrammes environ de citrate de peroxyde de fer.

On prescrit ces pastilles dans les pâles couleurs et la chlorose.

Si l'on tient à satisfaire le goût du malade, on peut rendre ces pastilles plus agréables, en les parfumant à la vanille ou avec tout autre aromate.

Pastilles d'ipécacuanha au chocolat, de Daubenton.

Ipécacuanha pulvérisé......	32 gram.
Chocolat à la vanille......	375

On fait liquéfier le chocolat à une douce chaleur; on y incorpore la poudre d'ipécacuanha, et on divise la masse en pastilles du poids de 65 centigrammes.

Chaque pastille contient 15 centigrammes d'ipécacuanha.

Ces pastilles doivent être considérées comme un médicament agréable, que les enfants prennent avec plaisir.

Ne serait-il pas convenable de préparer ces pastilles avec l'ipécacuanha à l'éther?

Nous allons donner encore la formule de quelques autres pastilles.

Pastilles ferrugineuses de Bailly.

Limaille de fer pulvérisée.... 16 gram.
Safran en poudre.............. 4
Pâte de chocolat.............. 16

Faites des pastilles de 60 centigrammes chacune.

Ces pastilles ne sont pas assez chocolatées. On devrait les préparer avec trois fois autant de chocolat, et alors on ferait chaque pastille de 180 centigram. Ce serait le moyen d'avoir un médicament agréable, surtout si on se servait de chocolat à la vanille.

Pastilles purgatives pour les enfants.

Jalap..................... 16 gram.
Mercure doux............. 16
Chocolat à la vanille...... 250

Pour faire des tablettes de 1 gramme 1/2, contenant chacune 10 centigrammes de jalap et autant de mercure doux; ce qui les rend faciles à doser.

Pastilles auriques, du Dr Chrestien.

Chlorure d'or et de sodium.. 5 centigr.
Chocolat à la vanille....... 15 gram.

Divisez le sel d'or, en le triturant dans un mortier de verre avec 4 grammes de sucre, et incorporez dans le chocolat fondu, pour faire 15 pastilles la première fois, et à chaque dose on diminue le nombre ; de sorte que de 15 on va à 14, 13, 12, 11 et 10.

Ordinairement, on ne dépasse pas cette dose.

On fait prendre chaque jour une pastille, dans les mêmes maladies auxquelles on prescrit le chlorure d'or et de sodium.

On rendrait ces pastilles plus agréables, en doublant la dose de chocolat.

Pastilles d'oxyde d'or.

Oxyde d'or par la potasse.... 20 centigr.
Chocolat à la vanille........ 15 gram.

Faites 15 pastilles, qui seront administrées comme les précédentes. — Elles sont moins actives.

Pastilles de chocolat au fer réduit par l'hydrogène, par MM. Miquelard et Quevenne.

Fer réduit par l'hydrogène. 50 gram.
Chocolat fin à la vanille.... 950

Mêlez et faites des pastilles de 1 gramme, dont chacune contiendra 1/20e ou 5 centigrammes de fer.

Pastilles au citrate de fer.

Citrate de fer.................... 1 gram.
Sucre......................... 16
Saccharure de girofles ou de vanille. 1

Faites des pastilles de 90 centigr.

Pastilles pectorales de Vandamme.

Acide benzoïque......... 5 gram
Sucre royal.............. 1000
Iris de Florence......... 15
Gomme arabique......... 60
Amidon................. 120
Eau distillée............. q. s.

Pour faire des pastilles de 1 gramme.

DES PATES MÉDICAMENTEUSES.

MM. Henry et Guibourt ont considéré les pâtes comme des saccharolés mous, formés principalement de sucre et de gomme, dissous dans un véhicule aqueux et rapprochés en masse tenace et un peu élastique.

Nous avons distingué les pâtes en albumineuses et en non albumineuses. Presque tous ces médicaments sont agréables.

Pâte de jujubes.

Jujubes......................	500 gram.
Gomme arabique mondée.......	3000
Sucre blanc.................	2500
Eau de fleurs d'oranger........	192

Les pharmaciens suppriment le plus ordinairement les jujubes de cette pâte, afin qu'elle soit plus agréable.

Nous plaçant à ce point de vue, nous passons de suite à la préparation de cette pâte.

On dissout la gomme dans l'eau froide, et en passant sans expression. On met cette dissolution de gomme et le sucre dans une bassine de cuivre bien propre ; on chauffe et on fait bouillir jusqu'à consistance de sirop un peu cuit, en remuant le liquide ; alors on ajoute l'eau aromatique, et on chauffe au bain-marie jusqu'à consistance convenable ; avant de couler la pâte dans les moules de fer-blanc, on enlève l'écume qui s'est formée à la surface de la pâte.

On met les moules dans l'étuve, et lorsque la pâte est assez sèche à sa surface, on la retourne pour la faire sécher de l'autre côté.

Après dessiccation suffisante, on coupe la pâte de jujubes en losanges.

On prépare de même la pâte de dattes ; mais pour cette pâte on ne supprime pas les dattes.

Pâte de lichen.

Lichen d'Islande.............. 500 gram.
Gomme arabique............. 2500
Sucre blanc................. 2000

On met le lichen dans une bassine avec *q. s.* d'eau ; on le porte à une température voisine de l'ébullition, on décante la liqueur ; on fait ensuite bouillir le lichen dans une nouvelle quantité d'eau ; on passe avec expression ; on ajoute à la liqueur la gomme arabique et le sucre que l'on fait dissoudre, et on évapore sur un feu doux en consistance de pâte assez ferme ; on la coule sur un marbre légèrement huilé, et quand elle est refroidie on l'essuie avec soin de l'huile et on l'enferme dans une boîte.

On aura la pâte de lichen opiacée, en ajoutant à la pâte de lichen 4 grammes d'extrait d'opium qu'on aura fait dissoudre dans un peu d'eau.

Pâte de coquelicot.

Fleurs de coquelicot.......... 128 gram.
Eau bouillante............... 1000
Gomme arabique.............. 1000
Sucre blanc................. 800
Eau de laurier-cerise......... 60

Faites selon l'art une pâte que l'on coupera en losanges après l'avoir étendue.

Pâte d'ache.

M. Boudet a proposé une pâte d'ache, qui se prépare de la manière suivante :

Racine d'ache fraîche.......... 250 gram.
Eau........................ q. s.

On fait bouillir légèrement, on passe la décoction à travers une étamine et on y ajoute :

Gomme arabique en poudre..... 500 gram.
Sucre blanc.................. 250

On fait fondre et on évapore au bain-marie jusqu'à consistance convenable ; on verse la pâte dans des moules de fer-blanc ; on frotte avec du mercure et on l'évapore à l'étuve.

Pâte incisive.

Iris de Florence.............. 32 gram.
Ipécacuanha à l'éther.......... 16

On fait infuser ces deux substances dans
Eau bouillante................ 2500

Après 6 heures d'infusion on passe à travers un linge et on ajoute :

Gomme arabique.............. 1500 gram.
Sucre 1000
Extrait d'opium 1

On dissout et on évapore, en remuant continuelle-

18

ment, jusqu'à consistance convenable ; on coule sur une plaque de marbre légèrement huilée ; on étend la pâte et on la coupe en tablettes.

Cette pâte convient dans les catarrhes chroniques.

Pâte béchique, dite tablettes pectorales de Spitzlait.

Raisins de Damas............... 500 gram.
Orge germé.................... 950
Cassonnade rousse............. 200
Gomme arabique............... 128
Suc de réglisse................ 32
Anis en poudre................ 12
Extrait d'opium gommeux....... 4

On fait bouillir les raisins et l'orge germé dans *s. q.* d'eau ; après une heure d'ébullition on dissout la décoction, la cassonnade, la gomme, la réglisse et l'extrait d'opium ; on passe une seconde fois à travers une étamine et on rapproche en consistance de pâte ; on la retire du feu ; on ajoute l'anis et on la coule sur un marbre huilé, pour la diviser en tablettes.

Cette pâte est calmante, pectorale, etc. ; elle convient dans les rhumes opiniâtres.

Nous avons presque la certitude que la for-

mule de Regnault n'est qu'une légère modification des tablettes de Spitzlait.

Pâte de réglisse noire du Codex.

Suc de réglisse.......... 500 gram.
Gomme arabique........ 1000
Sucre blanc............ 500
Eau commune.......... 2500

Faites dissoudre le suc de réglisse dans l'eau froide,
passez au blanchet ; on ajoute la gomme et le sucre,
et quand ils sont dissous passez de nouveau, évaporez sur un feu doux, en agitant continuellement
jusqu'à consistance d'extrait pilulaire ; on coule la
pâte sur un marbre huilé et on l'étend par portions
avec un rouleau, pour la diviser en bandes qu'on
coupe en tablettes moins grandes que d'ordinaire.

Un pharmacien de Montpellier, qui a donné
son nom à une pâte de réglisse qui n'est probablement que celle-ci, dont il a un peu modifié la
préparation, passe la solution de gomme de manière à l'avoir transparente, et avant de couler
la pâte il enlève l'écume qui s'est formée à sa
surface, pour lui conserver sa transparence.

Pâte de réglisse brune.

Suc de réglisse.......... 90 gram.
Gomme arabique........ 1500

Sucre.................. 1000 gram.

Eau commune.......... 2500

Extrait d'opium........ 1

Faites dissoudre le suc de réglisse dans l'eau ; passez la liqueur au blanchet ; ajoutez-y la gomme et le sucre et évaporez, comme il a été dit pour la pâte de lichen.

Pâte de guimauve.

Racine de guimauve....... 64 gram.

Gomme arabique blanche... 500

Sucre.................... 500

Eau commune........... 500

Eau de fleurs d'oranger.... 64

Blanc d'œufs............. N° 6

Faites S. A.

Nous n'avons pas l'intention de décrire la manière de préparer la pâte de guimauve, sa préparation étant connue de tous les pharmaciens.

Pâte de réglisse blanche.

On la prépare de la même manière que la pâte de guimauve, en substituant la racine de réglisse à celle de guimauve.

La quantité de réglisse râclée et contuse est de 64 grammes sur 500 grammes de gomme arabique.

Pâte de lichen d'Islande, de Montpellier.

Lichen d'Islande mondé.... 64 gram.

Gomme arabique en poudre
grossière................. 500

Sucre blanc............. 500

Blanc d'œuf............. N° 3

On met le lichen dans une bassine avec *s. q.* d'eau ; on le porte à une température voisine de l'ébullition ; on rejette la liqueur ; on fait ensuite bouillir le lichen dans une nouvelle quantité d'eau pendant une heure ; on passe à travers un blanchet ; on fait dissoudre la gomme et le sucre à la chaleur du bain-marie ; on continue à chauffer jusqu'à ce que la masse soit épaissie en consistance de miel ; alors on ajoute les blancs d'œufs battus en neige, et on procède de même que pour la pâte de guimauve.

Pâte de limaçon, de Figuier.

Chair de limaçon......... 100 gram.

Sucre................... 500

Faites une pâte homogène par contusion au mortier, et broyez sur la pierre à chocolat ; pulpez au travers d'un tamis de crin.

D'autre part, faites fondre :

Gomme arabique......... 500 gram.

dans *q. s.* d'eau ; passez et évaporez au bain-marie en

18.

consistance sirupeuse ; ajoutez-y alors la pulpe de limaçon et 6 blancs d'œufs battus avec :

Eau de fleurs d'oranger...... 30 gram.

et ajoutez :

Teinture de Tolu.......... 30

Achevez l'évaporation au bain-marie, en remuant
continuellement.

M. Figuier recommande de faire jeûner les
escargots avant de s'en servir. Nous croyons
qu'il vaudrait mieux employer des escargots
récemment ramassés, puisqu'on ne prend que
la chair et que l'on rejette le cloaque.

La pâte de M. Figuier est en quelque sorte
une imitation de celle dont la formule est décrite dans la *Pharmacopée* de M. Jourdan. Quant
à l'idée de l'aromatiser avec le baume de Tolu,
il l'a prise dans une formule que nous avons
donnée dans le *Journal de Pharmacie du Midi*.

Pâte d'escargot.

Escargots de vigne............. *q. s.*

Réduisez en pâte, par l'action du pilon, la chair des
escargots ; enfermez-la dans un sac de toile épaisse et
exprimez ; ajoutez à chaque 500 grammes de suc gélatineux :

Gomme arabique......... 74 gram.

Sucre en poudre......... 228

Évaporez jusqu'à ce que la masse n'adhère plus à la main, et coulez dans des moules saupoudrés d'amidon.   (Jourdan.)

Pâte de manne.

Manne en larmes........ 375 gram.

Gomme arabique........ 1500

Sucre................. 1000

Eau.................. q. s.

Opérez comme pour la pâte de jujubes, en aromatisant avec :

Teinture de baume de Tolu. 100 gram.

Pâte de mou de veau de Dégénétais.

Mou de veau............ 1000 gram.

Figues................ 1000

Dattes................ 500

Jujubes............... 500

Gomme arabique........ 3000

Sucre candi........... 1500

Baume de Tolu......... 125

Eau de fleurs d'oranger... 93

Teinture de vanille....... 8

(Brevet expiré.)

Pâte pectorale de mou de veau et de lichen d'Islande, de Paul Gage.

Gelée de lichen...........	625 gram.
Sirop de mou de veau.....	625
Sirop de mûres..........	375
Sucre...................	375
Baume de Tolu..........	8
Thridace................	3
Extrait d'ipécacuanha.....	2
Gomme..................	2500

(Rem. secret.)

Pâte balsamique de Regnault.

Quatre fleurs pectorales...	500 gram.
Gomme arabique.........	3000
Sucre...................	2500
Baume de Tolu..........	24
Eau....................	1500

(Brevet expiré.)

Pâte de corne de cerf.

Saccharure de corne de cerf.	1000 gram.
Gomme arabique..........	1000
Sirop simple............	750
Eau de fleurs d'oranger.....	250
Eau commune...........	250

Opérez comme pour la pâte de lichen. (Mouchon.)

Pâte pectorale de Baudry.

Gomme arabique......... 3000 gram.

Sucre.................. 2000

Thridace............... 8,8 décigr.

Extrait de réglisse....... 40 gram.

Baume de Tolu.......... 40

Eau de fleurs d'oranger... 136

Essence de citron........ 2

Blanc d'œuf,........... N° 4

(Brevet expiré.)

Pâte pectorale de M. Redier, pharm.

Gomme arabique, 1er blanc,

   pulvérisée........... 500 gram.

Sucre en poudre........ 400

Prunes de dame......... 1000

Gélatine de Lainé, pour

   blanc-manger.......... 3000

Feuille de vélar.........

Feuille de pulmonaire offi-

   cinale............... 250

Fleurs de coquelicot...... 200

   — de pied de chat..... 200

   — de tussilage........ 200

Extrait de laitue........ 6

Baume de Pérou......... 1

Vanille............... 1

Blancs d'œufs battus dans *q. s.*

   d'eau de fleurs d'oranger N° 6

Faites bouillir les prunes pendant deux heures à petit feu dans 2500 grammes d'eau ; coulez ensuite ; réduisez les prunes en pulpes, et conservez le tout à part.

D'autre part, versez sur les feuilles et les fleurs 2000 grammes d'eau à 100° centigrades ; après douze heures d'infusion, coulez et dissolvez ; la gélatine et l'extrait de laitue seront dissous dans le double de leur poids d'eau chaude.

Les trois liqueurs réunies, ajoutez la gomme, le sucre et la pulpe ; faites bouillir le tout à consistance épaisse ; ajoutez les blancs d'œufs battus et faites cuire jusqu'à ce que la pâte n'adhère point sur la peau de la main.

Au moment de retirer la pâte du feu, ajoutez le baume du Pérou et la vanille.

Cette pâte, d'un goût agréable, est très-efficace pour les maladies de la poitrine, calme promptement la toux, guérit en peu de temps le rhume, arrête la dyssenterie et l'hémoptysie (crachement du sang), etc.

Il nous semble que la gomme et le sucre y sont en trop petite quantité pour la quantité et le nombre des ingrédients qui composent cette pâte. En doublant la dose de ces deux substances, n'aurait-on pas une pâte plus agréable?

Pâte d'amandes ou d'orgeat.

Amandes douces privées de leur peau......................	50 gram.
Amandes amères privées de leur peau......................	150

Pilez dans un mortier de marbre avec *q. s.* d'eau de fleurs d'oranger pour avoir une pâte bien homogène et bien unie, à laquelle on incorpore :

Sucre en poudre.............	750 gram.

Cette pâte est très-commode pour les voyageurs, pouvant remplacer le sirop d'orgeat.

Pâte de semences de citrouilles contre le tænia.

(Bonnet et Lamothe.)

MM. Bonnet et Lamothe ont certifié l'exactitude des faits publiés en 1820 par M. Mongeny, médecin de Cuba.

J'ai constamment obtenu, dit l'auteur, le succès le plus heureux contre le tænia, par une nouvelle méthode que le hasard m'a fait découvrir : elle consiste à faire prendre le matin 90 grammes d'une pâte faite avec la citrouille fraîche, et ensuite 180 grammes de miel en trois doses : la première au bout d'une heure, les deux autres à la même distance.

Par ce procédé, le tænia a toujours été expulsé dans le laps de six à sept heures. Plusieurs ayant résisté au remède de la veuve Nonfler, à la méthode de M. le professeur Baudier, à celle de M. Récamier et à tous les remèdes connus, ont été évacués par le moyen que je viens d'indiquer.

Ce médicament doit mériter la préférence, par la promptitude et la facilité avec laquelle il opère. Le tænia est rendu noué et entortillé sur lui-même et par fragments, comme il arrive dans les cas où l'on administre les autres anthelmintiques. Ce phénomène, dont je ne chercherai pas à donner une explication, a toujours eu lieu, et il m'a causé beaucoup d'étonnement. Chez les sujets qui recélaient deux tænias, ces vers ont été expulsés simultanément et dans leur entier.

A Bordeaux, c'est la pâte avec les semences de citrouille que nous employons à la dose de 45 gram. pour autant de sucre. Il serait mieux de savoir si la pulpe de la citrouille aurait le même effet. (*Annu. thér.*, 1853; Bouchardat.)

Pâte cosmétique.

Amandes douces privées de leur peau....................	350 gram.
Amandes amères privées de leur peau....................	250
Farine de froment............	250
— de fèves..............	500
Savon de Venise en poudre....	625
Huile volatile de citron.......	8

Mêlez et conservez dans des vases de faïence ou de verre.

On s'en sert pour se laver les mains.

Nous avons donné diverses formules dans lesquelles entre le lait ; nous allons décrire encore les formules de pastilles de lait et de poudre de lait.

Pastilles de lait. — Pastilles nutritives.

Lait.......................	1000 gram.
Vinaigre	16
Carbonate neutre de soude.....	40 centig.
Sirop d'orgeat..............	64 gram.
Sucre en poudre fine..........	1000
Gomme arabique............	8

Au moyen du vinaigre qu'on verse sur le lait bouillant, on en opère la coagulation; on le jette sur une étamine et on soumet le fromage à la presse.

D'une autre part, on triture le sel de soude, qu'on fait dissoudre autant que possible dans le sirop d'orgeat.

On reprend le fromage pressé, on le divise, et on le broie vigoureusement dans un mortier de marbre, en y ajoutant, par très-petites parties, le sirop d'orgeat additionné du sel de soude, afin d'opérer cette mixtion jusqu'à ce qu'on ait une masse parfaitement homogène, qu'on dissout dans l'eau; c'est alors qu'on y ajoute par partie le sucre en poudre mêlé à la gomme. On fait du tout une pâte d'une consistance à pouvoir être divisée en pastilles, qu'on laisse sécher d'abord à l'air libre, et dont on termine ensuite la dessiccation à une douce chaleur à l'étuve; on doit les enfermer ensuite dans des vases de verre qu'on bouche exactement.

Poudre de lait.

Lait.....................	1000 gram.
Carbonate neutre de soude	30 centig.
Eau.....................	30 gram.
Sucre pulvérisé..........	500

On triture le sel de soude, et on le fait dissoudre dans l'eau, puis on verse cette solution dans le lait; on met le tout sur un feu modéré, et on agite sans interruption. Lorsque la masse est diminuée de trois quarts,

on y jette par partie, et en remuant vivement, tout
le sucre; quand il est bien mêlé, on retire la masse
du feu, et on la divise alors dans des assiettes en couches minces (de deux lignes d'épaisseur au plus), puis
on la fait sécher à l'étuve. Il faut être en garde contre
les insectes; il sont très-friands de cette préparation.

Au bout de quelques jours, on gratte, à l'aide d'un
couteau, la pâte desséchée; on la réduit en poudre
très-fine, qu'on passe au tamis de soie serré, et
qu'on doit ensuite enfermer dans des flacons de verre
exactement bouchés.

Si l'on veut aromatiser agréablement cette
poudre, on y ajoutera, au moment où le lait
se trouve réduit au quart de son volume, 64
grammes de sirop d'orgeat, et on continuera
du reste comme il a été dit.

Cette poudre peut s'employer à la dose de
30 à 60 grammes pour une bouteille d'eau.

DU PETIT-LAIT.

Nous ne dirons rien sur la préparation du
petit-lait ni sur son édulcoration, parce qu'on
s'occupe de ces deux objets dans les Pharma-
copées. Nous allons donner quelques formules
que l'on prépare avec le petit-lait.

Petit-lait émétisé.

Tartre stibié................ 5 centig.
Petit-lait.................... 1000 gram.

On peut l'édulcorer et l'aromatiser.

Petit-lait laxatif.

Tamarin.................... 60 gram.
Petit-lait................... 1000

Émiettez le tamarin ; mettez-le dans le petit-lait pour lui faire jeter quelques bouillons ; passez , édulcorez et aromatisez.

Petit-lait gazeux.

Petit-lait ordinaire sucré....... 1000 gram.
Gaz acide carbonique.......... 4 vol.

Faites S. A.

Petit-lait gazeux purgatif.

Petit-lait sucré.............. 600 gram.
Crême de tartre.............. 30
Gaz acide carbonique.......... 3 fois le vol.

Faites S. A.

DES PILULES.

Les pilules sont des médicaments composés d'une pâte presque dure , à laquelle on donne une forme arrondie lorsqu'elles ne dépassent pas le poids de 30 à 60 centigrammes ; si les pilules sont d'un poids plus élevé, on leur donne la forme d'une olive.

Les pilules ont été imaginées pour ingérer facilement les substances d'une saveur et d'une odeur désagréables. Pour masquer et corriger l'une et l'autre, on les argentait; mais ce moyen, qui pouvait être considéré comme élégant, ne remplissait qu'imparfaitement le but qu'on se proposait.

Depuis quelques années, M. Garot a proposé de recouvrir les pilules avec une dissolution de gélatine. Ce moyen, qui est très-ingénieux, a été perfectionné par M. Vée. M. Mialhe a donné un moyen de couvrir les pilules beau—coup mieux.

Mais M. Dorvault décrit un nouveau moyen d'enrober les pilules. Voici comment s'exprime ce pharmacien : « La forme pilulaire a reçu dans ces dernières années de nombreux perfectionnements. Nous venons aujourd'hui appeler l'attention des praticiens sur une amélioration encore peu connue d'eux, mais qui se répand de plus en plus : nous voulons parler de la méthode qui consiste à faire enrober exclusivement les pilules à la manière des dragées.

» Voici, par exemple, deux formules que nous avons eu à exécuter ; elles suffiront pour démontrer les avantages de cette pratique.

» R. Carbonate de potasse sec.... 10 gram.
  Sulfate de fer pur.......... 10
  Rhubarbe pulvérisée 5
  Feuilles de noyer pulvérisées. 5
  Mucilage de gomme........ q. s.

» Mêlez et divisez en 60 pilules que l'on roulera, après les avoir légèrement humectées, dans de la poudre fine de gomme et de sucre aromatisé.

» R. Huile de croton tiglium... 2 gouttes.
  Amidon.................. 50 centigr.
  Gomme arabique.......... 50

» Faites S. A. 8 pilules qu'on roulera, après les avoir humectées légèrement dans un mélange de gomme et de sucre aromatisé, de manière qu'elles soient parfaitement enveloppées.

» Rien de plus simple, au point de vue pharmaceutique, que l'enrobage des pilules tel qu'il
est prescrit dans les formules ci-dessus. Les
pilules faites, on les met dans une boîte sphérique
pareille à celle à argenter ; on laisse tomber sur
elles une goutte ou deux, ou mieux une
quantité suffisante de sirop simple pour les humecter légèrement ; on imprime à la boîte un
mouvement circulaire, de manière à ce que les
pilules se recouvrent uniformément de la poudre
d'enrobage ; on continue d'agiter, jusqu'à ce
que les pilules soit recouvertes. On sort les
pilules de la boîte, on les laisse sécher un instant et on les livre au malade. On obtiendra
ces pilules dragéiformes plus parfaites, en laissant bien sécher la première couche en robe,
puis en procédant à l'enrobage comme la première fois. Cependant, nous devons dire qu'il
est impossible d'obtenir en petit le gluage que
les confiseurs, opérant en grand, peuvent donner aux dragées.

» La gomme seule ou unie au sucre, pour
recouvrir les pilules, a l'inconvénient de former
une couche dure, transparente, et par conséquent de laisser apercevoir le noyau médica-

menteux, le plus souvent d'une couleur peu agréable. On y obvierait en associant à ces deux substances de l'amidon, qui donne une couche d'un blanc mat et qui a en outre l'avantage de s'opposer à l'hygrométrie du sucre. Il nous paraît donc convenable d'employer à l'enrobage des pilules, un mélange, à parties égales, de gomme, de sucre et d'amidon que l'on aromatisera à volonté.

» Cette méthode de recouvrir les pilules, méthode à la préparation de laquelle nous ne sommes pas étranger, a plusieurs avantages. »

Dans la première formule, l'auteur a eu en vue de diminuer la saveur atramentaire des médicaments ; dans la seconde, c'est l'action irritante sur la muqueuse du tube digestif que l'auteur a voulu prévenir. Mais on peut avoir encore d'autres objets à réaliser, comme de dissimuler une odeur repoussante, de s'opposer à l'altération et même à la déliquescence de certains corps au contact de l'air, ce que ne font nullement les poudres dans lesquelles on roule d'habitude les pilules, et ce que ne font que bien imparfaitement les feuilles d'or et d'argent dont on les recouvre aussi quelquefois. « Il est vrai de dire que le procédé Garot pour la géla-tinisation des pilules atteint parfaitement les différents buts que nous venons de signaler ; mais il est ni aussi commode , ni aussi expéditif que celui dont nous venons de nous occuper. »

(*Journ. des conn. méd.*)

M. Calloud, bien que le saccharolé de graine de lin lui ait réussi pour enrober les pilules , a adopté , comme un perfectionnement , de les enrober avec un mélange de gomme adragante et de sucre de lait. Voici comme il prépare cette poudre : il prend 50 grammes de gomme adragante , 1000 grammes de sucre de lait ; il dissout ce mélange dans 100 parties d'eau et le passe à travers un blanchet , le fait desséc-cher pour le réduire en poudre , et c'est avec cette poudre qu'il enrobe les pilules.

Les pilules étant légèrement mouillées, soit avec l'eau simple , soit avec une eau aroma-tique , il les roule ensuite dans la poudre ci-dessus.

M. Calloud a proposé aussi de recouvrir les pilules avec le beurre de cacao.

M. Lhermite a donné la description , dans le

Journal de pharmacie, mai 1854, d'un procédé pour recouvrir les pilules ; il conseille de se servir de gomme et de sucre et d'opérer à chaud. Nous ne décrirons pas cet enrobage, parce que celui de M. Dorvault peut suffire pour obtenir le même résultat.

Par l'enrobage des pilules on facilite leur ingestion, mais on n'a pas remédié aux inconvénients qui résultent du renvoi que certaines substances excitent.

Ainsi, les médicaments ou les pilules qui contiennent des huiles volatiles, surtout celle d'anis, causent des éructations désagréables, lorsquelles contiennent de l'aloès ; il faut donc supprimer de ces médicaments l'huile volatile et la remplacer par une substance tonique, comme le quinquina, le cachou, le quassia amara, tout comme, pour les pilules qui contiennent du baume de copahu, il faut y ajouter le quart de styrax liquide purifié, ce qui fera que les éructations que le malade éprouvera ne seront pas désagréables, puisque la saveur de ce baume ne sera plus sentie par celui qui aura fait usage des pilules de copahu ainsi corrigées.

M. Jozeau, pharmacien à Anvers, a proposé de recouvrir les pilules avec du caséum desséché et réduit en poudre, comme présentant l'avantage d'une substance à la fois soluble et d'une facile digestion. Voici de quelle manière conseille d'opérer ce pharmacien, dans le *Pharmaceutical journal*, mai 1850 :

«Prenez du caséum privé de beurre, placez-le pendant vingt minutes dans l'eau bouillante ; passez fortement et dissolvez-le dans *s. q.* d'ammoniaque, de manière à former un liquide de consistance sirupeuse; mêlez-le avec du sucre (environ 1/10 du poids du caséum); évaporez le tout jusqu'à siccité, et réduisez en poudre.

» Pour envelopper de cette poudre les pilules, dissolvez-en une partie dans de l'eau pour former un épais mucilage dont vous mouillez les pilules; couvrez-les ensuite avec de la poudre. Il est nécessaire d'en envelopper deux ou trois fois les pilules, selon l'intensité de leur odeur ou de leur saveur. Après la dernière enveloppe faite, au lieu de les couvrir de poudre, passez-les dans de l'eau légèrement acidulée et mettez à sécher.»

A Paris, dans quelques pharmacies on recouvre les pilules avec le baume de Tolu; à cet effet, on fait une forte teinture alcoolique de cette substance; on en verse une certaine quantité dans une capsule de porcelaine dans laquelle on jette 20 ou 30 ou 50 pilules;

on remue pour recouvrir entièrement les pilules, et
on les répand sur un marbre pour les faire sécher. On
peut recouvrir ces pilules avec le collodium. On n'a
qu'à les piquer à une épingle noire, les plonger dans
le collodium, les en retirer, et un instant d'exposition
à l'air suffit pour qu'elles soient sèches.

Pois chiches torréfiés contre la blennorrhée, par M. Henrotay.

Voici un nouveau moyen très-économique
employé contre la blennorrhagie.

Les pois chiches furent torréfiés et moulus; une
once fut placée dans un sac de flanelle; on versa
dessus un demi-litre environ d'eau bouillante. La
liqueur fut filtrée et on y ajouta du sucre et un peu
de lait, et le malade prit toute la quantité de ce
liquide, le matin avec une petite tartine, exactement
en guise de café. Cette liqueur n'a pas un mauvais
goût; elle a un degré d'amertume qui rappelle
un peu la saveur du café, moins l'arome. Après un
léger dîner, le malade prit la moitié de la dose du
matin de son infusion. Pendant huit jours, il se soumit
à ce régime avec d'autant plus de plaisir que le goût
ne lui en était pas désagréable, que l'estomac le sup-
portait fort bien, et que de jour en jour il voyait
diminuer l'écoulement. Après dix jours, il n'y avait
plus la moindre trace, et cet état s'est maintenu de-

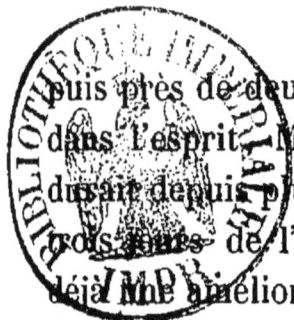

puis près de deux ans. Pour ne laisser aucun doute dans l'esprit, M. Henrotay ajoute que l'écoulement durait depuis plus de six mois, et qu'après deux ou trois jours de l'emploi de cette infusion, il y avait déjà une amélioration notable.

Ce fait n'est pas le seul, et d'autres malades s'en sont également bien trouvés.

M. Henrotay ayant communiqué ces faits à ses confrères, quelques essais ont été tentés à l'hôpital militaire de Mons. Sur cinq sujets atteints de blennorrhagie aiguë, la nouvelle médication a à peu près échoué ; mais sur trois sujets porteurs de blennorrhagies chroniques, l'un a été guéri en dix jours ; l'autre, encore en traitement, a vu son écoulement à peu près tari en huit jours, et le troisième s'en trouvait également bien quand une autre affection empêcha de continuer le traitement. (Bouchardat ; *Ann. méd.*, 1854.)

DES POMMADES.

Les pommades sont des médicaments mous qui résultent de l'association de la graisse avec des principes médicamenteux.

Nous ne ferons mention que de la formule de quelques pommades.

20

Pommade d'aloès.

Aloès. . . . . 8 gram.
Axonge. 30
En friction comme un vermifuge.

(Soubeiran.)

Pommade de citrate de quinine.

Citrate de quinine. . . . . 6 décigr.
Axonge. . . . . 4 gram.

On en frictionne les aisselles contre les fièvres intermittentes.

Pommade fébrifuge de Boulier.

Sulfate de quinine. . . . . 4 gram.
Eau de Rabel. . . . , ... q. s.

Pour dissoudre le sulfate, ajoutez :

Axonge. . . . . 15 gram.

Employée avec succès contre les fièvres, toutes les fois que la quinine n'est pas tolérée ou par l'estomac ou par le rectum. On l'applique sur l'aine ou sur l'aisselle, préalablement rasée, puis on recouvre de taffetas gommé. (Bouchardat.)

Ne ferait-on pas bien d'en frictionner les cuisses, en même temps qu'on l'applique aux aisselles?

Pommade opiacée à solution au chloroforme, contre le prurit de la vulve.

Fleur de soufre................	8 gram.
Sous-carbonate de soude........	4
Onguent simple...............	30
Huile d'olive.................	50
Acétate de morphine...........	5 centigr.
Chloroforme..................	4 gram.

Faites S. A. — On frictionne les parties qui sont le siége de la démangeaison; en même temps on donnera à l'intérieur une poudre composée de soufre doré d'antimoine, de fleur de soufre et de réglisse.

Pommade d'aconitine.

Aconitine................	13 décigr.
Axonge..................	30 gram.

Mêlez.

Le docteur Turnbull a employé avec succès cette pommade en friction , dans le tic douloureux et les névralgies.

Pommade de vératrine.

Vératrine................	2 décigr.
Axonge.................	20 gram.

Mêlez.

Recommandée en friction, contre l'anasarque et la goutte.

DES POTIONS.

Les potions sont des médicaments liquides très-complexes, qui sont composés d'infusion ou de décoction, d'eaux distillées, d'alcoolé, d'alcoolats, d'huiles fixes, d'huiles volatiles, de résines, de gommes résines, de poudres, de conserves, d'électuaires, d'oxydes, d'acides, de sels, d'éthers, etc. Le volume est de 64 à 125 à 190 et même jusqu'à 250 grammes. On les administre ordinairement en 2, 3 ou 4 prises, et quelquefois par cuillerées.

Si l'on veut préparer des potions qui appartiennent aux médicaments agréables, il faut n'y faire entrer aucune substance d'un goût répugnant, qu'autant que l'on puisse corriger ce qu'elles offrent de répugnant, par l'addition d'un correctif, comme nous l'indiquons pour le baume de copahu.

Nous allons décrire les formules de quelques potions du Codex.

Potion aromatique.

Sirop d'œillets............. 32 gram.
Alcoolat de cannelle........ 16

Confection d'hyacinthe..... 8 gram.
Eau de fleurs d'oranger ou
    de roses............... 64
Eau commune............ 64

On délaie la confection d'hyacinthe dans le sirop, et on ajoute les autres liquides que l'on a pesés, dans la fiole.

Ne pourrait-on pas y ajouter 32 grammes de sirop de sucre, pour la rendre plus douce?

Potion gazeuse.

(Potion anti-émétique de Rivière.)

Sirop de limon............ 32 gram.
Suc de citron............ 19
Eau commune............ 96
Bicarbonate de potasse...... 12

On pèse dans une fiole qu'on bouche sur-le-champ.

Il serait mieux de faire prendre séparément au malade les sels alcalins et les acides, afin que l'effervescence se fasse dans l'estomac. Il faut donc préparer la potion de la manière suivante :

Bicarbonate de potasse...... 2 gram.
Sirop d'écorce de citron.... 16

On mêle dans une bouteille, d'autre part :

20.

Suc de citron............. 16 gram.

Sirop de limon............ 32

Eau commune............ 64

On mêle dans une bouteille.

On fait prendre successivement au malade partie égale de chacune de ces potions.

Potion antispasmodique.

Sirop de fleurs d'oranger... 32 gram.

Eau distillée de tilleul...... 60

Eau de fleurs d'oranger..... 64

Éther sulfurique.......... 2

On mêle dans une fiole qu'on bouche exactement.

Ne devrait-on pas ajouter à cette potion 32 grammes de sirop de sucre, pour augmenter l'édulcoration?

Potion anodine calmante.

Sirop d'extrait d'opium....... 30 gram.

Eau distillée de fleurs d'oranger. 30

Eau distillée de laitue........ 60

A prendre par cuillerées, d'heure en heure.

On devrait y ajouter 30 grammes de sirop de sucre.

Potion antispasmodique éthérée.

Ajoutez à la potion précédente :

Éther sulfurique........... 2 gram.

Maintenant, donnons la formule de quelques autres potions.

Potion huileuse émulsionnée.

Huile de ricin............. 48 gram.
Sirop de fleurs de pêcher... 32
Sirop simple.............. 32
Eau de fleurs d'oranger..... 32
Jaune d'œuf.............. No 1

Mélangez dans un mortier de marbre le jaune d'œuf avec le sirop et un peu d'eau ; ajoutez peu à peu l'huile de ricin et le restant de l'eau, et mêlez exactement.

Tel est le procédé qui est décrit par MM. Henry et Guibourt ; mais on ne réussit pas toujours, en suivant ce procédé, à obtenir une potion bien homogène.

Quant à nous, nous conseillons d'opérer de la manière suivante, et on réussira toujours : Mettez dans la taupette où l'on doit livrer la potion, un jaune d'œuf délayé dans 16 gram.

d'eau ; pesez l'huile de ricin et battez ensemble pour bien mélanger ; lorsque le mélange est parfait, on pèse dans une autre taupette, pour les mêler et les verser peu à peu dans la première taupette et on agite chaque fois :

Sirop de fleurs de pêchers... 32 gram.
Sirop simple............ 32
Eau de fleurs d'orangers.... 32

On ferait bien d'ajouter à cette potion 30 grammes d'émulsion faite avec 8 amandes douces et 3 amandes amères ; elle serait alors agréable à prendre.

Potion contre l'aphonie, du docteur Mongenod.

Thé hyswen.............. 4 gram.
Lierre terrestre.......... 4
Fleurs de bouillon blanc... 2
Iris de Florence.......... 1

Versez :

Eau bouillante........... 180

Laissez infuser jusqu'à parfait refroidissement ; passez et ajoutez :

Rhum.................... 32 gram.
Sirop d'érysimum......... 32
Sirop de Tolu............ 32
Teinture de cannelle....... 1

On administre cette potion par deux cuillerées à bouche, toutes les deux heures, dans le catarrhe bronchial, l'asthme, l'aphonie, etc.

Potion de Plenk contre le crachement de sang.

Pierre hématite...........	2 gram.
Conserve de roses.........	16
Sirop de roses rouges......	64
Eau de roses.............	125

Mêlez. A prendre par deux cuillerées, de demi-heure en demi-heure.

Potion astringente.

Sang-dragon.............	2 gram.
Cachou.................	2
Poudre d'alun...........	1
Sirop de roses rouges......	64
Laudanum de Sydenham...	20 gouttes.
Eau de roses.............	125 gram.

Mêlez. On l'emploie dans les mêmes circonstances que la potion précédente. Ces deux potions peuvent être administrées dans les pertes sanguines.

Potion purgative de M. Audry.

Diagrède.................	40 centigr.
Sirop de fleurs de pêcher....	32

Eau de fleurs d'oranger...... 32

Esprit de romarin.......... 4

Mêlez.

Il nous semble qu'on pourrait rendre cette potion plus agréable, en doublant la dose du sirop de fleurs de pêcher, ou en y ajoutant 32 gram., de plus de sirop simple, et remplaçant l'esprit de romarin par 4 gram. d'eau de laurier-cerise.

Potion antigonorrhéique du professeur Delpech, perfectionnée.

Eau de roses.............. 32 gram.

Eau de fleurs d'oranger..... 32

Sirop de limon............ 32

Baume de copahu.......... 24

Styrax liquide purifié....... 8

Gomme arabique.......... 12

On fait d'abord avec la gomme un mucilage un peu clair, dans lequel on incorpore dans un mortier le baume de copahu et le styrax; d'autre part, on pèse les autres substances dans une taupette, pour les ajouter par petites portions au premier mélange.

On pourrait émulsionner le baume de copahu et le styrax avec un jaune d'œuf, si on le juge convenable.

Potion fébrifuge du docteur Chrestien.

Extrait alcoolique de quinquina

rouge.................... 4 gram.

Carbonate de potasse......... 2
Eau distillée................ 96

Réduisez en poudre très-fine l'extrait alcoolique de quinquina dans un mortier ; ajoutez un peu d'eau pour le bien diviser ; ajoutez encore un peu plus d'eau, ainsi que le carbonate de potasse ; triturez de nouveau et ajoutez peu à peu le reste de l'eau distillée.

On la fait prendre par cuillerées, toutes les deux heures, en augmentant ou en diminuant la dose d'après l'âge et la force du sujet et le temps que durent les accès.

Cette potion est efficace dans les fièvres tierces et doubles, doubles tierces intermittentes, dans les fièvres rémittentes, dans celles de mauvais caractère, et enfin dans toutes les maladies marquées du type périodique.

Nous avons donné la formule de la potion du docteur Chrestien, parce que ce médicament n'est pas tout à fait détrôné par le sulfate de quinine. Nos médecins y ont recours dans quelques cas graves. Nous donnons cette formule encore, parce qu'on peut en faire un médicament agréable en la modifiant ainsi :

Résine de quinquina rouge. 4 gram.
Sirop simple............. 64
Eau commune........... 64

Mêlez, en triturant comme nous l'avons indiqué, l'extrait alcoolique de quinquina, et le divisez ensuite dans le restant du liquide.

Potion fébrifuge de Gay.

Pr. Extrait alcoolique de quinquina,

de.................... 4 à 8 gram.

Réduisez en poudre très-fine et délayez dans :

Eau à 60°............. 156 gram.

Ajoutez :

Eau de fleurs d'oranger.. 32

Filtrez et dissolvez dans la liqueur :

Sucre blanc, de...... 40 à 60

On l'administre de la même manière que les précédents.

Potion au sulfate de quinine.

Sulfate de quinine........ 8 décigr.

Sirop simple............ 45 gram.

Eau commune.......... 96

Triturez le sulfate de quinine dans un mortier avec un peu d'eau distillée et 2 ou 3 gouttes d'acide sulfurique pour le dissoudre, et ajoutez 4 gouttes huile volatile d'anis ou toute autre, au goût du malade.

Cette potion s'administre de la même manière que les trois précédentes et dans les mêmes maladies.

On peut se servir d'un acide végétal pour dissoudre le sulfate de quinine.

Potion pectorale de Rosen.

Huile d'amandes douces...... 64 gram.
Sirop d'althæa ou d'orgeat.... 32
Décoction légère d'orge perlé. 64
Jaune d'œuf................ N° 1

Par cuillerées, toutes les heures.

Mêlez et faites S. A. une potion, en incorporant l'huile d'amandes douces avec le jaune d'œuf.

On rendrait cette potion plus agréable en portant le sirop à 64 grammes.

Potion purgative anglaise.

Phosphate de soude....... 24 gram.
Carbonate de soude........ 1,2
Jalap en poudre.......... 1,2
Sucre................... 1,1/2
Eau commune........... 125 gram.

Faites bouillir pendant deux minutes, filtrez et ajoutez :

Alcoolat de citron......... *ij.* gouttes.

Et au moment de le prendre :

Acide tartrique........... 1 gram.

Cette potion nous paraît mal formulée ;

voici comment nous conseillons de la préparer.

Phosphate de soude....... 32 gram.

Jalap en poudre.......... 1

Sirop simple 64

Alcoolat de citron......... xv gouttes.

Bicarbonate de soude...... 4 gram.

Acide tartrique........... 3

Eau.................... 500

Faites infuser le jalap dans l'eau bouillante ; passez et laissez déposer la liqueur, dans laquelle vous dissoudrez le phosphate de soude. Versez le soluté dans une bouteille à eau gazeuse ; ajoutez l'alcoolat, le bicarbonate de soude et puis l'acide tartrique ; bouchez de suite fortement et ficelez.

Un verre, chaque demi-heure.

Potion antidyssentérique de Plenk.

Racine de grande consoude. 8 gram.

Cachou................. 8

Faites bouillir dans s. q. d'eau
pour obtenir de décoction....... 375

Après l'avoir passée, on y ajoute :

Sirop de coings.......... 64

Eau de cannelle orgée..... 32

A prendre par cuillérées à bouche, toutes les heures, dans les diarrhées chroniques et atoniques.

DES POUDRES COMPOSÉES.

Les poudres composées sont des médicaments qui proviennent de différentes substances pulvérisées ensemble ou séparément, pour les mêler, dans ce dernier cas.

Les poudres composées ne doivent être formées qu'en petite quantité, renouvelées souvent, en raison de l'altération qu'elles peuvent éprouver.

Poudre de belladone sucrée.

Poudre de racine de belladone. 1 gram.
Sucre en poudre............ 4

On mêle et on divise en 72 prises.

On la prescrit contre la coqueluche des enfants, à la dose de 2 à 6 prises suivant l'âge.

Poudre de cannelle sucrée.

Cannelle en poudre....... 100 gram.
Sucre blanc en poudre.... 1100

On mêle exactement.

On la prend à la dose de 4 à 12 grammes, après le repas, pour faciliter la digestion.

A Montpellier les bonnes femmes la regardent

comme propre à provoquer la formation du lait; elles font usage de cette poudre pour faire revenir le lait aux mamelles, lorsqu'il a été éloigné par quelque impression subie par la nourrice.

Poudre de vanille sucrée.

Vanille givrée............. 10 gram.
Sucre 110

On coupe la vanille très-menue avec des ciseaux; on la pile dans un mortier avec un peu de sucre, et lorsqu'elle paraît suffisamment pulvérisée on la passe au tamis de soie; on ajoute de nouveau sucre au résidu, afin de le mieux diviser; on le pile et on le tamise une seconde fois; on continue ainsi jusqu'à ce que toute la vanille et le sucre soient passés. Cette poudre, préparée d'avance, offre un moyen commode d'aromatiser extemporanément le chocolat, ainsi que d'autres compositions nutritives et médicinales.

Poudre diurétique.

(Tisane sèche.)

Poudre de gomme arabique.. 64 gram.
— de sucre.... 64
— de nitrate de potasse. 64
— de racine de guimauve 32

Mêlez et conservez pour l'usage.

(Codex.)

Nous avons donné, en 1828, dans le Formulaire de M. Bories, une formule sous le nom de *Poudre tisanifère du professeur Gay.*

Voici cette poudre :

Poudre tisanifère.

Suc de réglisse en poudre.. 125 gram.
Gomme arabique.......... 125
Sel de nitre.............. 12

On mêle exactement.

Elle est diurétique et adoucissante ; elle convient pour apaiser et calmer l'irritation gonorrhéique et la plupart des inflammations du canal de l'urètre.

On rend cette poudre sédative, en y ajoutant à chaque 30 gram. 2 centigr. 1/2 à 5 centigr. d'extrait gommeux d'opium.

On fait dissoudre 30 grammes de cette poudre, à froid, dans un litre d'eau ; elle est très-commode pour les voyageurs.

Poudre dentifrice rationnelle de Mialhe.

Sucre de lait pulvérisé..... 400 gram.
Tannin pur.............. 6
Laque carminée.......... 4

Essence de menthe anglaise. 8 gram.

— d'anis........... 8

— de fleurs d'oranger. 4

Faites une poudre selon les règles de l'art.

Nous estimons que cette poudre contient trop d'essences, et que par suite elle doit mettre la bouche en feu ; aussi nous semble-t-il que si on la composait en supprimant les deux dernières essences, on éprouverait, en en faisant usage, une fraîcheur très-agréable ; elle serait suffisamment tonique.

Poudre gazifère simple.

Acide tartrique pur........ 16 gram.

Divisez en 12 paquets dans du papier blanc.

Bicarbonate de soude....... 24 gram.

Divisez en 12 paquets dans du papier bleu.

Pour préparer, avec cette poudre, de l'eau gazeuse, on fait dissoudre dans un verre d'eau, l'un des paquets papier blanc ; on y jette après dissolution une poudre papier bleu ; on agite, et dans le temps que l'acide carbonique se dégage, on avale l'eau acidulée.

Cette poudre peut remplacer avec avantage la poudre gazeuse de M. Quesneville.

Poudre pour l'eau gazeuse ferrée.

Sucre . . . . 40 gram.
Acide citrique 5
Bicarbonate de soude 7
Citrate de fer et de soude 8

Il suffira de verser dans une bouteille à gaz pleine d'eau jusqu'à la naissance du goulot, le sucre, le bicarbonate de soude, le citrate de fer et de soude, et puis l'acide citrique, en ayant soin de boucher de suite, pour éviter la perte du gaz ; au bout de quelques minutes on pourra boire l'eau, qui moussera très-bien.

Poudre cordiale.

Cannelle . . . . 4 gram.
Girofle 2
Vanille 4
Sucre 92
Farine de riz 72

Triturez dans un mortier, la vanille coupée à petits morceaux avec deux parties de sucre, jusqu'à ce qu'elle soit parfaitement divisée ; ajoutez-y le reste du sucre et les autres substances.

Poudre anticachectique d'Hartmann.

Safran de mars apéritif . . . . . . 5 gram.
Cannelle 12
Sucre 16

Mêlez et divisez en 24 paquets.

Poudre tonique de Montpellier.

Ipécacuanha............. 60 centig.
Rhubarbe............... 12 décigr.

Mêlez et divisez en 12 prises égales, à prendre entre deux tranches de pain dans la première cuillerée de soupe, contre les glaires et les digestions difficiles.

Poudre tonique et antispasmodique.

Ipécacuanha............. 6 décigr.
Succin préparé........... 24

Mêlez et divisez en 12 prises ou mieux en 24 prises. A prendre dans les deux premières cuillerées de soupe, entre deux tranches de pain, chaque fois.

Poudre de lichen sucrée de Robinet.

Lichen d'Islande......... 250 gram.
Sucre blanc 375

Faites macérer le lichen pendant deux jours dans de l'eau froide, qu'on renouvelle toutes les six heures, afin d'enlever l'amertume de la plante ; exprimez et faites bouillir dans *s. q.* d'eau jusqu'à ce que la majeure partie soit dissoute ; passez avec expression; ajoutez au décocté le sucre et évaporez à une douce chaleur, en agitant continuellement jusqu'à ce que la matière soit desséchée et pulvérulente ; passez au tamis et conservez dans un bocal bien bouché.

Cette poudre, dont l'odeur et la saveur sont très-agréables , est digestive et restaurante ; on en prend de 3 à 12 décigr. dans du chocolat ou du potage, etc.

Elle sert à remplacer avec avantage le lichen pulvérisé , dans la confection des pastilles et du chocolat au lichen.

Poudre de cacao composée.

(Wacaka des Indes.)

Cacao torréfié et moulu .... 600 gram.
Cannelle fine en poudre....   8
Vanille.................   2
Ambre gris............. 15 centigr.
Musc.................. 75 milligr.
Sucre .... 180 gram.

On pile d'abord à froid le cacao dans un mortier de fer, et on le passe au tamis de crin ; on met alors dans le mortier la vanille coupée en morceaux, avec le sucre ; on la pile jusqu'à ce qu'elle soit bien divisée ; on y ajoute sucessivement, et en pilant et triturant, l'ambre gris, le musc, la cannelle en poudre, le cacao , le restant du sucre, et l'on passe à travers un tamis de soie peu serré. Mais, comme toute la matière ne passe pas à travers le tamis, il faut la remettre dans le mortier, et piler et tamiser encore, jusqu'à ce qu'il ne reste plus rien.

Cette poudre aromatique et fortifiante, ramène l'appétit chez les vieillards et les convalescents. On en met une cuillerée à bouche dans un potage au riz, aux vermicelles ou dans un bol de lait.

Poudre de chlorure d'or et de sodium, du docteur Chrestien.

Chlorure d'or et de sodium
cristallisé.............. 5 centig.

Poudre d'iris de Florence (privé
par l'alcool et l'eau de ses
parties solubles)......... 10

Mêlez et divisez en 15 prises, puis en 14, en 13, 12, 11, 10, 9 et 8, selon la prescription du médecin.

On fait usage de cette poudre en frictions sur la langue.

Ne serait-il pas convenable de remplacer la poudre d'iris par le lycopode, qui est une poudre inerte et sans action sur le chlorure d'or?

Poudre de carragahem composée.

Carragahem............. 15 gram.
Eau de fontaine.......... 500

Faites bouillir jusqu'à réduction de moitié et ajoutez à la colature :

Sucre. . . . . 125 gram.
Gomme arabique. 30
Iris de Florence. 4

Amenez à siccité au bain-marie, en agitant sans cesse, et mêlez le produit par trituration avec :

Arrow-root . . . . 100 gram.

Cette poudre s'emploie sous forme de gelée, pour les enfants, dans l'atrophie mésentérique.

Pour préparer une gelée, on dissout de la poudre dans un peu d'eau, et on la verse dans une tasse d'eau ou de lait en ébullition.

Poudre cosmétique.

Amandes amères desquelles on
aura retiré à froid l'huile, et
en poudre fine. . . . . 1000 gram.
Farine de riz. 500
Sel de soude en poudre. 64
Huile volatile de lavande. . . . 16

Mêlez.

En se lavant les mains avec cette poudre, l'odeur des amandes amères se développe et exhale une odeur agréable.

Poudre fumigatoire.

Mastic en poudre........... 32 gram.
Encens   *id.*   32
Benjoin.................... 32

Mêlez ; on répand une certaine quantité sur des charbons ardents, pour recevoir la vapeur sur la partie malade, au moyen d'un entonnoir.

Poudre sternutatoire au café.

Café torréfié en poudre grossière 32 gram.
Fleurs de muguet   *idem.*   64

Mêlez.

Purgation melléolée de scammonée.

(Lazowski.)

Scammonée d'Alep purifiée (1)   40 à 50 cent.
Gomme arabique........... 25
Miel vierge................. 30
Lait d'amandes douces...... 150
Eau de fleurs d'oranger..... 20

On mélange la gomme avec la scammonée dans un mortier ; on ajoute le miel prescrit, en remuant continuellement ; enfin, on ajoute par petites portions le lait d'amandes douces avec l'eau de fleurs d'oranger.

(1) Je conseille de purifier la scammonée d'Alep de la manière suivante : On dissout dans l'alcool la quantité de scammonée dont on veut se servir ; la solution alcoolique est

Ce purgatif est, sous tous les rapports, le plus convenable qu'on puisse imaginer ; il l'emporte sur les autres par le goût, sa facile administration, ainsi que par sa sûre et prompte action. Comme tel, on ne saurait trop le recommander aux praticiens.

Il est inutile de dire que ce purgatif est également applicable aux enfants ; il est préférable au jalap et à tous les mélanges pulvérulents, ainsi qu'aux tablettes dites purgatives. La dose de scammonée ne doit pas dépasser 10 ou 15 centigrammes.

Ce melléolé se prend en une seule dose.

En préparant l'émulsion on y ajoutera trois amandes amères.

decolorée par le charbon animal purifié, et la scammonée est ensuite précipitée de sa solution claire, en étendant convenablement la liqueur avec de l'eau. Le précipité qui se forme, sous l'aspect d'un magma blanc, est desséché et conservé dans un bocal pour l'usage. L'eau alcoolisée, soumise à la distillation, fournit une partie d'alcool qui peut être employée pour une nouvelle purification.

La scammonée impure se présente sous un aspect noirâtre; son action n'est pas aussi énergique que celle de la scammonée purifiée.

Racahout des Arabes, par Cadet.

Cacao torréfié............. 20 gram.
Salep ou gomme adragante.. 10
Fécule de pommes de terre.. 50
Sucre..................... 80
Vanille................... *s. q.*

Faites une poudre selon les règles de l'art, dont on fait usage ainsi que c'est indiqué ci-après.

Autre Racahout, dit Palamoud.

Cacao torréfié.......... 32 gram.
Fécule de pommes de terre. 125
Farine de riz........... 125
Santal rouge........... 40

Faites S. A. une poudre.

Ces *deux racahouts* sont employés comme restaurants et analeptiques, dans les mêmes cas que le chocolat au salep; on en met à bouillir une ou deux cuillerées dans 250 à 375 grammes de liquide.

Les médecins doivent prescrire ces racahouts sous le nom de racahout de la Pharmacopée de Montpellier, pour ne pas les confondre avec le racahout breveté, à raison de ce que les auteurs du reméde breveté ont déclaré que l'on a donné des *recettes complètement fausses de racahout.*

Qu'importe qu'elles soient fausses, pourvu qu'elles produisent de bons médicaments.

Remède contre les brûlures.

On enduit la partie brûlée avec une solution de gomme arabique, puis on l'expose à l'air, et aussitôt que la solution est sèche, on répéte l'application. On réitère ces sortes d'onctions à trois ou quatre reprises, de manière que la surface brûlée se trouve recouverte d'une couche assez épaisse de gomme ; s'il existe des vésicules elles doivent être ouvertes avant l'application de la solution gommeuse. On se servira, pour la première application, d'une solution gommeuse un peu plus faible que les autres, afin qu'elle puisse pénétrer jusqu'au fond des replis de la peau.

Saccharure de lichen.

La formule de ce saccharure est la même que celle de la poudre de lichen sucrée de Robinet, de la page 254.

De la Santonine brute,
par M. Gaspard, pharmacien.

On met dans une bassine 100 grammes de semen-contra d'Alep avec 20 grammes de sel de tartre, 15 grammes de chaux éteinte et 2 litres d'eau ; on porte le tout à l'ébullition, en agitant de temps en

temps, et on fait bouillir pendant une heure ; on passe
à travers un linge avec expression ; on laisse reposer ;
on décante et on ajoute *s. q.* d'eau au résidu ; on
passe et on ajoute cette dernière eau de lavage au
décocté et on ajoute *s. q.* d'acide chlorhydrique jusqu'à faire rougir la teinture de tournesol, mais que
la saveur soit à peine sensible sur la langue. Laissez
reposer et passez à travers un blanchet d'un tissu serré
et préalablement mouillé ; faites dessécher et conservez dans des bocaux pour l'usage.

Ce produit, mélange de résine, de santonine,
d'huile essentielle, devra être considéré comme
suffisamment sec lorsqu'il aura atteint la consistance du beurre de muscade.

En poussant la dessiccation plus loin, on
s'exposerait à perdre une partie de l'huile
essentielle.

La santonine ainsi obtenue serait destinée à la
préparation des tablettes vermifuges, dont nous
donnerons la formule à l'article des Tablettes.

DE LA SCAMMONÉE.

Nous allons donner les formules indiquées par
M. Lepage, pharmacien à Gisors, pour l'administration de la résine de scammonée, purgatif
qui devrait être plus fréquemment employé qu'il

ne l'est, à raison de ce que ces formules donnent un médicament assez agréable.

On prépare d'abord une solution décime de résine de scammonée, solution qu'on pourrait appeler *officinale*, ainsi qu'il suit :

> Résine blanche de scammonée
> d'Alep .... 1 part.
> Alcool à 80 degrés cent...... 9

Faites S. A. une solution, que vous conserverez pour l'usage.

Puis, une sorte de sirop de punch, d'après la formule ci-après :

> Sirop de sucre............ 800 gram.
> Thé hyswen.............. 5
> Citron coupé par tranches.. N° 1

On porte le sirop à l'ébullition dans un poëlon ; on ajoute le thé et les tranches de citron ; on fait bouillir un quart d'heure ; on verse dans une terrine où on laisse refroidir, et l'on ajoute :

> Eau-de-vie à 18° Cart..... 35 à 40 centilitres.

On mélange exactement et l'on passe à travers une étamine.

Ce sirop constitue ainsi une préparation officinale destinée, ainsi qu'on va le voir, à servir d'excipient à la solution ci-dessous.

Veut-on, par exemple, administrer un

purgatif à la résine de scammonnée, à 30, 40, 50 ou 60 centigrammes de résine et d'un petit volume, on prend :

Sirop de punch ci-dessus, *q. s.*, 50 à 60 par ex.

Solution officinale de résine de scammonée, 3, 4, 5 ou 6 grammes.

(Ainsi chaque gramme de solution équivaut à 10 centigrammes de résine. On mêle exactement et l'on fait prendre en une seule fois.)

Le mélange est un peu louche, mais il ne laisse pas séparer la résine ; il est bien entendu qu'il faut se garder d'y ajouter de l'eau.

Sirop de résine de scammonée.

(à la vanille·)

Lait de vache écrémé et bouilli... 120 gram.
Résine blanche de scammonée... 4
Sucre 180

Triturez la résine avec une partie du sucre (10 à 15 grammes de sucre) ; ajoutez le lait par petite portion, puis le sucre, et faites un sirop par simple solution au bain-marie, à une très-douce chaleur, que vous aromatiserez avec :

Sirop de vanille (1)............. 100 gram

10 grammes de ce sirop équivalent à 10 centigr. de résine ; comme il ne renferme pas d'alcool, il convient particulièrement pour les femmes et les enfants.

Il se conserve parfaitement bien; seulement, lorsqu'il y a quelque temps qu'on a touché au flacon qui le renferme, il est bon d'agiter avant d'en délivrer, dans la crainte qu'un peu de résine ne se soit rassemblée vers la surface. On peut l'étendre d'eau sans craindre que la résine ne s'en sépare. Ainsi, pour une potion purgative à 50 centigrammes de résine, par exemple, qui est la dose normale pour une personne de force ordinaire, on peut formuler de cette manière :

Sirop de résine de scamonnée (vanille)...................... 50 gram.
Eau commune de.............. 50 à 60

Mêlez. A prendre en une seule fois.

M. le docteur Avenel, à la sollicitation duquel nous avons composé ces formules, les emploie fréquemment depuis quelque temps à sa grande satisfaction. Plusieurs autres médecins qui les ont essayées, ont également été satisfaits de leur emploi.

Sirop de vanille (1).

Vanille de bonne qualité fendue et coupée menue................ 6 gram.
Alcool à 80 degrés cent.......... 40

On laisse macérer pendant 48 heures, en chauffant de temps en temps au bain-marie la fiole qui contient le mélange, puis on verse l'alcoolé qui en résulte sur :

Sucre en morceaux............ 400 gram.

On expose celui-ci quelque temps dans une étuve modérément chauffée, pour volatiliser l'alcool ; on le pulvérise et on le fait dissoudre à une douce chaleur dans :

Eau....................... 210 gram.

Puis on verse sur un filtre.

Ce sirop, selon nous, devrait occuper une place dans nos officines, où la suavité et la délicatesse du parfum de la substance qui en fait la base, le feraient fréquemment employer, soit pour masquer et corriger la saveur de certains médicaments désagréables, soit pour édulcorer des préparations destinées à aider le rétablissement des forces digestives, languissantes de quelques malades.

DES SIROPS MÉDICAMENTEUX.

Les sirops médicamenteux peuvent être considérés comme des sirops de sucre unis à quelque substance médicamenteuse.

Les sirops sont donc des liquides d'une consistance visqueuse, formés ordinairement de deux parties de sucre sur une de véhicule. On met un peu moins de sucre pour les sirops miellés et encore moins pour les sirops alcooliques.

Nous allons décrire la formule de quelques sirops agréables, qui se trouvent dans les divers Traités de pharmacie.

Quant au sirop préparé avec le baume de copahu, on peut corriger sa saveur et son odeur par l'addition de styrax liquide purifié (trois parties de baume de copahu sur une partie de styrax).

Sirop de tamarin.
par M. Barbet, pharmacien à Alexandrie.

Tamarin.................. 1000 gram.
Sucre 5000
Eau de fleurs d'oranger... 50
Eau simple.............. q. s.

On fait bouillir le tamarin dans l'eau et l'on fait avec le décocté et le sucre, un sirop que l'on clarifie au blanc d'œuf; on aromatise avec l'eau de fleurs d'oranger.

La clarification doit se faire avec précaution ; autrement, par suite de l'effervescence qui se produit alors dans la masse, le sirop passerait par-dessus les bords de la bassine.

Il est convenable de se servir d'une bassine d'argent, ou d'un vase de terre, pour la préparation de ce sirop.

Le sirop de tamarin délayé dans de l'eau ou de la tisane, est usité en Égypte comme rafraîchissant. Pris à haute dose, ce sirop est laxatif et pourrait être employé avec avantage dans les affections abdominales.

Sirop de mattico.

Mattico................ 100 gram.
Eau.................... 1000

Distillez 100 parties de produit, retirez le résidu de la distillation, exprimez le mattico, ajoutez à la colature 700 parties de sucre, faites rapprocher de façon qu'en ajoutant l'hydrolat vous ayez un sirop au degré ordinaire ; filtrez par la méthode de Desmaret.

Préparé ainsi, le sirop de mattico est brunâtre, limpide et d'une saveur aromatique qui n'est pas désagréable.

Sirop d'acide arsénieux, par M. Lutrand, pharmacien.

Sirop de sucre très-pur...... 1 kil.
Acide arsénieux parfaitement
  pur..................... 1 gram.
Mêlez exactement.

Dans ce sirop, 10 grammes représentent un centigramme d'acide arsénieux.

M. Fuster l'administre généralement dans 5 ou 6 grammes de vin blanc ; on pourra le le faire prendre dans tout autre véhicule.

Sirop fébrifuge, de Bories.

Café torréfié et moulu...... 125 gram.
Eau bouillante........... 650

Faites infuser dans un vase clos, et lorsque la liqueur est froide, filtrez ; ajoutez :

Sucre en poudre........... 2 kil.

Fondez au bain-marie et coulez le sirop froid ; mêlez-y alors exactement :

Sulfate de quinine dissous dans
q. s. d'eau très-légèrement ai-
guisée avec l'acide sulfurique. 30 centig.

Ce sirop convient pour fixer les fièvres intermittentes et rémittentes chez les enfants.

Ainsi préparé comme le prescrit M. Bories, il a toute la saveur amère du sulfate de quinine.

On aurait, au contraire, un sirop agréable et exempt d'amertume, en délayant seulement le sulfate de quinine dans le sirop.

Sirop ferrugineux.

(Mialhe.)

Sirop de sucre........... 500 gram.
Citrate ferrico-potassique... 16
Eau de cannelle.......... 16

Faites dissoudre le citrate de potasse et de fer dans l'eau de cannelle ; filtrez la solution et ajoutez-la au sirop simple ; agitez convenablement le tout, afin d'obtenir un mélange parfait.

Bien que ce sirop soit très-chargé de fer, puisqu'il entre 1 gramme de sel ferrique par 30 grammes, néanmoins son goût n'est pas désagréable ; les enfants même le prennent avec la plus grande facilité.

Sirop pour remplacer le looch blanc, par M. Boutteux, pharmacien à Landrecy.

Amandes douces.......... 250 gram.
Amandes amères.......... 30
Eau.................... 125
Sucre 400
Gomme arabique blanche... 45

Faites S. A. un sirop.

Sirop contre la coqueluche, par M. L. Delahaye.

Café torréfié............ 500 gram.

Traitement par déplacement au moyen de l'eau bouillante, de manière à obtenir:

Un soluté de............ 1000 gram.

Faites dissoudre dans cette liqueur :

Extrait alcoolique de belladone................ 10 gram.

Extrait alcoolique d'ipécacuanha............. 10

Ajoutez :

Sucre 2000

Faites fondre au bain-marie et filtrez.

On l'administre chez les enfants à la dose de 15 grammes le matin, autant à midi et 30 grammes le soir, au moment du coucher, dans deux ou trois cuillerées d'eau chaude, pour l'âge de 3 à 5 ans.

Sirop d'acide citrique.

Sirop simple............ 1000 gram.

Acide citrique pur........ 20

Eau commune............ 40

Zestes de citron......... No 1

On fait dissoudre l'acide dans l'eau au bain-marie ; on verse le soluté dans un vase d'argent au fond duquel se trouvent les zestes de citron coupés menus ; on ajoute le sirop bouillant ; on laisse refroidir et l'on passe le sirop.

On prépare de même le sirop d'acide tartrique, qui sert dans quelques circonstances pour remplacer le sirop de limon.

Sirop de baume de Tolu.

Baume de Tolu.........	125 gram.
Eau..................	500
Sucre très-blanc........	1000

On fait macérer le baume de Tolu avec l'eau au bain-marie couvert, pendant 12 heures, en ayant soin d'agiter de temps en temps ; on filtre la liqueur ; on y ajoute le double de son poids de sucre que l'on fera dissoudre à une douce chaleur en vase clos, et on passe à travers une étamine.

On prépare de même les sirops de benjoin, de baume de Pérou.   (Codex.)

M. Guibourt a modifié la préparation du sirop de baume de Tolu en ce que, avec la même quantité de baume, il obtient le double de sirop, qui est aussi bon que celui obtenu par le procédé du Codex. Voici le procédé de M. Guibourt :

On prend :

<pre>
Baume de Tolu.......... 125 gram.
Eau.................... 1000
</pre>

On met le baume de Tolu dans un pot de faïence ou de porcelaine avec 500 grammes d'eau; on chauffe au bain-marie bouillant pendant une heure, en agitant très-souvent avec une spatule; lorsqu'on n'agite pas, on tient le pot couvert; on décante l'eau ; on remet de nouveau 500 grammes d'eau sur le baume, et on fait chauffer de même pendant une heure, en agitant souvent ; on réunit les deux liqueurs, et sur 1000 parties on y fait dissoudre 1940 parties de sucre pulvérisé, et, la solution étant complète, on passe le sirop.

Sirop béchique de M. Stanislas Martin, pharmacien.

<pre>
Mauves.................... 64 gram.
Pied de chat............. 64
Pied d'âne............... 64
Coquelicot............... 64
</pre>

On prend ces fleurs bien mondées et criblées ; on les met dans un vase de faïence que l'on peut fermer exactement ; on y verse dessus 1 kilogr. 125 gram. d'eau bouillante ; on remue de temps en temps ; on passe avec légère expression ; on filtre la liqueur et on fait dissoudre à la chaleur du bain-marie, 2 kilogr. de sucre en poudre grossière dans un kilogr. 30

gram. d'infusion ; le sucre étant dissous, on passe le sirop à travers un blanchet.

Ne serait-il pas mieux de passer, le sirop étant tout à fait refroidi, pour l'avoir plus clair?

M. Martin a eu l'idée de composer ce sirop, pour éviter aux pharmaciens l'embarras qu'occasionne, dans un débit, la préparation d'une infusion des quatre fleurs béchiques.

Sirop de café moka.

Café moka torréfié et pulvérisé................ 500 gram.
Sirop de sucre.......... 4000

On traite le café torréfié et pulvérisé par la méthode de déplacement avec de l'eau bouillante pour obtenir un kilogramme de liquide ; on met alors 4 kilogram. de sirop dans une bassine et l'on fait évaporer jusqu'à ce qu'il ait perdu 1 kilogramme ; on remplace cette perte par l'infusion de café ; on passe et on met en bouteille que l'on bouche exactement.

M. Guibourt dit : Indépendamment de l'usage que l'on peut faire du sirop de café dans la pratique médicale, il peut servir à la préparation ordinaire du café, étant ajouté à la dose de deux cuillerées à bouche dans une tasse d'eau chaude ou dans un bol de lait également chaud.

Sirop de capillaire.

<pre>
Capillaire de Canada......   12 gram.
Sirop simple........... 2000
Eau de fleurs d'oranger...   32
</pre>

On fait infuser la capillaire dans 500 grammes d'eau bouillante; on filtre l'infusion; on fait réduire au 3/4 le sirop, on y ajoute l'infusion de capillaire et puis l'eau de fleurs d'oranger.

Ce sirop est préparé d'après la formule de Baumé modifiée par M. Soubeiran.

Sirop de citrate de fer.

<pre>
Citrate ferrique liquide à 24°. 25 gram.
Sirop de sucre........... 475
</pre>

On mêle exactement.

D'après MM. Henry et Guibourt, pour préparer facilement ce sirop, on fait dissoudre 1/2 gramme de citrate ferrique en belles paillettes rouges, dans quelques gouttes d'eau, et on mêle la dissolution à 500 grammes de beau sirop de sucre.

23.

M. Béral, qui est l'inventeur de ce sirop, fait remarquer qu'il est agréable au goût; que, lorsque tous les autres sels ferrugineux ont une saveur atramentaire désagréable, celle-ci se reconnaît à peine dans les médicaments qui sont formés par le citrate ferrique.

Aussi, tout médecin qui, dans l'intérêt de ses malades, est jaloux de faire la médecine agréable, doit le prescrire de préférence.

Sirop de coings.

D'après le Codex, on prépare le sirop de coings par simple solution, en faisant dissoudre 940 grammes de beau sucre dans 500 grammes de suc de coings dépuré par fermentation.

D'après les observations qui ont été faites par MM. Henry et Guibourt, et M. Leroy, de Bruxelles, on devrait préparer par ébullition les sirops des sucs acides, en se servant de ces sucs bien dépurés.

Les auteurs que nous venons de nommer considèrent ce moyen comme s'opposant à la précipitation du sucre de canne en sucre, de raisin.

Mais, d'après notre expérience, nous savons

que les sucs acides sont plus ou moins altérés par l'ébullition ; d'où il suit qu'il faut l'éviter pour ceux où elle n'est pas nécessaire.

Ainsi, on prépare par solution les sirops de limon et de coings, parce qu'ils ne laissent jamais déposer le sucre de raisin. Nous avons eu plusieurs fois l'occasion de voir, au contraire, de très-beaux cristaux de sucre de canne dans le sirop de coings.

On prépare ces deux sirops en suivant les proportions du sucre et de suc acide que nous venons d'indiquer plus haut.

Quant aux autres sirops acides, on les prépare par ébullition, en employant 3 parties de sucre sur 2 parties de suc acide.

On prépare par ce dernier procédé les sirops de

> Suc acide d'oranges,
> —   de berberis
> —   de cerises,
> —   de grenades,
> —   de framboises,
> —   de vinaigre,
> —   de vinaigre framboisé,
> —   de verjus.

Sirop d'escargots.

Chair d'escargots. . . . .   120 gram.
Eau.   400
Sucre blanc. 1000

On met ces trois substances dans une boule de porcelaine ; on la bouche avec un bouchon de liége, sans trop presser ; on met la boule dans un bain-marie ; on fait bouillir l'eau pendant 4 heures ; au bout de ce temps on passe le sirop ; lorsqu'il sera presque refroidi, on l'aromatisera avec 30 grammes d'eau de fleurs d'oranger ou tout autre hydrolat au goût du malade.

Le sirop d'escargots obtenu par ce procédé, a une saveur très-prononcée d'escargot ; il est visqueux et présente une couleur d'un jaune verdâtre.

Nous ne donnons pas d'autres formules pour la préparation de ce sirop, car celle-ci donne un produit supérieur à toute autre.

Sirop de fleurs d'oranger.

Eau de fleurs d'oranger. . .   500 gram.
Sucre très-blanc. 1000

On fait dissoudre le sucre à la chaleur du bain-marie, et on le passe à froid à travers un blanchet.

On prépare de même les sirops

> de cannelle,
> de roses,
> de laitue.

Sirop d'huile de foie de morue.

```
Huile de foie de morue.....  100 gram.
Gomme arabique..........   50
Amandes douces..........   50
Amandes amères..........   50
Eau.................·....  250
Sucre .................  800
```

On broie les amandes avec la gomme et un peu de sucre, puis on y ajoute peu à peu l'huile préalablement mélangée avec eau 100 grammes ; on bat le tout long-temps ; on ajoute ensuite par parties peu à peu le restant de l'eau ; on passe la liqueur à travers un blanchet et on y fait dissoudre le sucre à l'aide d'une température qui ne s'élève pas au-delà de 40 degrés, afin d'éviter la coagulation de la partie albumineuse des amandes ; on laisse refroidir et on aromatise avec 40 grammes d'eau de fleurs d'oranger.

M. Mialhe a imaginé ce sirop pour faciliter l'emploi de l'huile de foie de morue ; il est d'ailleurs assez agréable et peut très-bien être supporté.

Sirop de gomme.

Gomme arabique blanche..   500 gràm.
Eau froide..............   500
Sirop simple........... 1000

On monde la gomme arabique, en détachant avec un canif tout ce qui adhère à la surface, puis on la met dans un sac de papier pour la secouer pendant quelque temps; on la réduit en poudre grossière et on la dépoudre au moyen d'un tamis de soie.

La gomme étant ainsi préparée, on pèse la quantité prescrite et on la fait dissoudre à froid; on ajoute la solution au sirop et l'on passe à travers un blanchet.

En remuant pour favoriser la solution de la gomme, il faut éviter de faire de la mousse.

Par ce procédé on obtient un sirop très-blanc et d'une saveur plus agréable que celui fait à chaud.

Pour éviter l'embarras de préparer la gomme arabique, on met en réserve une grande quantité de résidu, chaque fois que l'on pile de cette gomme.

Sirop d'ipécacuanha à l'éther.

Ipécacuanha à l'éther......   32 gram.
Eau bouillante..........   300

On fait infuser pendant six heures et on passe, pour avoir de colature 700 grammes ; on y fait dissoudre :

Sucre................... 900 gram.

On fait concentrer jusqu'à 30 degrés bouillant, et on passe.

Le sirop d'ipécacuanha à l'éther est exempt de toute saveur nauséeuse ; il est très-agréable au goût et possède les mêmes propriétés que le sirop ordinaire d'ipécacuanha.

Sirop d'orgeat.

Amandes douces......... 500 gram.
Amandes amères......... 160
Sucre blanc............. 3000
Eau.................... 1525
Eau de fleurs d'oranger... 250

On monde les amandes de leur pellicule et on les réduit en poudre très-fine dans un mortier de marbre, en y ajoutant 500 grammes de sucre et 125 grammes d'eau ; on délaie le tout dans le restant de l'eau ; on passe avec forte expression ; on ajoute à l'émulsion le restant du sucre ; on fait dissoudre à la chaleur du bain-marie à 40° ; quand le sucre est dissous, on ajoute l'eau de fleurs d'oranger ; on passe le sirop avec expression à travers un linge serré ; on le laisse refroidir dans un vase couvert et on l'enferme dans des bouteilles bien sèches, qu'on bouche exactement et que l'on tient à la cave renversées sur leur goulot.

La formule que nous venons de décrire est dans le Codex. Nous ne rapportons pas toutes les modifications qui ont été proposées, parce que le sirop que nous venons de décrire est un bon produit.

Sirop de lait de vache.

MM. Soubeiran, Henry et Guibourt suivent exactement la formule de M. Robinet, qui consiste à procéder à l'évaporation du lait de manière à le réduire sur six parties à trois, et à faire dissoudre le sucre dans la partie ainsi réduite.

Quant à nous, nous mettons le sucre et le lait au moment qu'on vient de le tirer du pis de la vache, dans une bassine, et nous évaporons jusqu'à consistance sirupeuse.

Par notre procédé nous cherchons à conserver, autant que possible, la presque totalité de crème dans le sirop.

Est-ce que dans la plupart des circonstances on ne fait pas prendre aux malades le lait de vache dans les écuries, pour qu'ils le prennent au sortir du pis de la vache, étant encore tout chaud.

Ne fait-on pas de même pour le lait d'ânesse, que l'on conduit à la demeure du malade, pour le lui faire prendre tout chaud au moment où l'on vient de le traire ?

Ainsi, en nous dirigeant d'après ces données, quant à la préparation du sirop, nous devons y procéder ainsi qu'il suit :

Lait de vache ou d'ânesse. 6 kilog.
Sucre très-blanc........ 4,5 h.

On prend le lait au moment même qu'on vient de le traire ; on y ajoute le sucre ; on met le tout dans une bassine d'argent et on évapore en remuant toujours, pour avoir :

Sirop................ 6700 gram.

que l'on aromatise avec 50 grammes d'eau de fleurs d'oranger ou d'eau de laurier-cerise ; on passe à travers un blanchet et on conserve le sirop dans des bouteilles.

Sirop d'œuf.

Œufs de poule très-frais,.. q. s.
Sucre blanc............ q. s.

On casse les œufs sur un entonnoir placé sur un matras de verre, de manière que le jaune et le blanc d'œuf tombent ensemble dans le matras.

24

On aura le soin de tarer le matras et de prendre le poids des œufs. Supposons que le poids des œufs soit de 500 grammes, on y ajoutera 800 grammes de sucre en poudre, et on le fera dissoudre à froid en agitant de temps en temps, jusqu'à dissolution complète ; alors on passe le sirop à travers une étamine et on le met dans des demi-bouteilles que l'on bouche exactement.

Ce sirop a été imaginé par M. Payen, qui se trouvait réduit, après une maladie très-grave, à ne se nourrir que d'œufs délayés dans de l'eau.

La sirupation des œufs est un très-bon moyen de les conserver pendant plusieurs mois ; ils peuvent servir ainsi à l'alimentation des enfants et des hommes chez lesquels une longue maladie laisse une faible convalescence.

Sirop d'œillets rouges séchés.

Œillets rouges, onglés et sé-
chés .... 32 gram.
Girofles concassés.......... N° 6
Eau bouillante............. 300
Sucre très-blanc........... 500

On fait infuser les œillets et les clous de girofles dans l'eau bouillante ; on passe avec expression ; on laisse reposer ; on décante , on fait fondre le sucre au bain-marie et on passe.

Cette formule, qui est de Baumé, peut être pratiquée en tout temps et donne un sirop de saveur très-aromatique.

Sirop de mûres.

Nous ne donnons que la formule de Baumé, parce que celle qui est décrite dans le Codex ne fournit pas un bon produit.

Mûres de dames, un peu avant
    leur maturité............ } ââ P. E.
Sucre blanc...............

On met ces deux substances dans une bassine de cuivre bien propre , on fait cuire jusqu'à consistance de sirop et l'on passe.

Dans le midi de la France et dans les localités où l'on ne peut se procurer des mûres de dames, on les remplace par des mûres de ronces, et voici comment nous opérons.

On prend :

Mûres de ronces.......... } ââ P. E.
Sucre blanc..............

On met le tout dans une bassine de cuivre bien propre ; on chauffe d'abord par une douce chaleur et en remuant avec une écumoire ; lorsque le suc transsude et que le sucre commence à se dissoudre, on augmente successivement la chaleur, pour porter le tout à l'ébullition ; alors on y verse, par kilogramme de sucre, 64 grammes de bon vinaigre ; on fait cuire jusqu'à consistance convenable et on passe à un tamis de crin fin.

Le vinaigre que nous ajoutons éclaircit le sirop, exalte sa couleur ; la saveur du vinaigre n'est guère sensible et le sirop n'en est que plus agréable.

Sirop de sucre.

En considérant le sirop de sucre comme un médicament agréable, puisqu'il peut servir à édulcorer une infinité de véhicules, nous décrirons ici sa préparation, parce que nous avons modifié le procédé ordinaire, en adoptant celui que M. Salles a imaginé pour les sirops composés.

Voici le procédé que nous suivons.

Nous prenons :

Sucre mélis en pain....... 12 kilogr.
Eau...................... 7
Jaune d'œuf.............. N° 4

Nous réduisons le sucre en poudre grossière et nous le mettons dans une bassine ; dans ce sucre nous mêlons les blancs d'œufs, et puis nous y versons l'eau pour battre bien le tout ensemble ; nous chauffons pour faire bouillir jusqu'à consistance convenable, et nous passons le sirop.

Dès que l'écume se forme à la surface de la liqueur, nous la rejetons dans le sirop avec un fouet d'osier, et depuis que l'ébullition se manifeste jusqu'au moment où le sirop est cuit, nous rejetons toujours l'écume dans le sirop, qui par son contact avec celui-ci se cuit et se réduit presque à rien.

Sirop de violettes.

Pétales récentes et mondées
    de violettes............ 500 gram.
Eau bouillante........... 1000
Sucre en poudre très-blanc. 1000

On pile dans un mortier de marbre, avec un pilon de bois, les pétales de violettes ; on les met dans une cucurbite d'étain ; on verse par-dessus l'eau bouillante ; on couvre exactement la cucurbite et on la tient dans un endroit chaud pendant douze heures ; alors on passe l'infusion à travers un linge très-propre ; on exprime le marc à la presse ; on passe cette infusion ; on la met dans le bain-marie d'une cucurbite, et sur 530 grammes d'infusion on dissout 1000 grammes de sucre très-beau en poudre grossière ; on fait chauffer le tout à la chaleur du bain-marie, jusqu'à ce que le sucre soit entièrement dissous ; on remue de temps

24.

en temps le sirop pour accélérer la dissolution du sucre ; on tient le vaisseau fermé, afin qu'il ne se fasse pas d'évaporation ; lorsque le sirop est entièrement refroidi, on le passe à travers une étamine blanche et on le serre dans des bouteilles qu'on bouche bien.

Nous décrivons la formule de Baumé, parce qu'elle est plus exacte que celle qui se trouve dans le Codex.

Nous ne faisons pas mention de toutes les modifications qui ont été proposées pour la préparation du sirop de violettes, parce qu'en mettant en pratique le procédé de Baumé, on obtient un bon produit.

DU STYRAX LIQUIDE.

M. Lhéritier, frappé des inconvénients attachés à l'ingestion des préparations de baume de copahu, leur a substitué celles de styrax liquide. Il a administré cette dernière substance en pilules et sous la forme de sirop.

Pilules de styrax liquide.

Styrax liquide purifié....... 32 gram.
Poudre de réglisse.......... q. s.

Pour faire des pilules de 6 à 8 grains, qu'on administre dans les blennorrhées au nombre de six par jour, trois matin et soir, en augmentant la dose progressivement jusqu'à ce qu'on soit arrivé au nombre de douze.

Sirop de styrax liquide.

Styrax liquide........... 64 gram.
Eau commune............ 1000
Sucre 2000

On fait digérer le styrax dans l'eau, au bain-marie et dans un vase clos pendant quinze heures, en ayant soin d'agiter de temps en temps ; on passe ensuite et on fait dissoudre le sucre dans la liqueur, toujours dans un vase fermé.

Ces formules ne sont pas employées ou le sont très-peu ; mais ces préparations nous ont donné l'idée de corriger la saveur du baume de copahu en le mêlant par quart avec le styrax liquide purifié.

DES SUPPOSITOIRES.

Les suppositoires sont des médicaments solides et de forme conique, que l'on introduit dans l'anus ; on leur donne ordinairement la grosseur du petit doigt.

On fait les suppositoires avec différentes

matières, comme du beurre de cacao, du suif, du savon, du miel cuit; quelquefois on y ajoute des poudres, des extraits et même de l'aloès.

On peut voir dans les ouvrages de pharmacie sus-mentionnés, les formules des suppositoires connus.

Donnons seulement la formule de quelques-uns.

Suppositoire fortifiant de Reuss.

Poudre de tormentille......
Poudre d'écorce de chêne áá. 16 gram.
Miel *s. q.*

Pour faire des suppositoires, qu'on introduit dans le rectum, dans la faiblesse des intestins et après des hémorrhagies.

Suppositoire contre les hémorrhoïdes.

Liége brûlé............•... 8 gram.
Beurre frais.............. 16
Cire.................... 7

Faites S. A. un suppositoire.

Suppositoire pour provoquer les hémor-rhoïdes.

Aloès succotrin en poudre.. 100 ceng.
Sel gemme............... 100

Poudre de coloquinte........ 20
Miel *s. q.* pour un suppositoire.

Suppositoire anthelmintique.

Aloès succotrin............ 16 gram.
Vitriol de Mars............. 8

Miel *s. q.* pour des suppositoires du poids de 60 centigrammes. On les enferme après les avoir séchés. Avant de s'en servir on les huile.

On les applique aux enfants après qu'ils ont été à la selle.

Suppositoire purgatif.

Beurre de cacao............ 4 gram.
Huile de catapuce........... 8 gouttes.

Ce suppositoire produit des effets purgatifs bien marqués.

DES TABLETTES.

Les tablettes sont des médicaments composés d'un mélange de sucre et d'une poudre simple ou composée, qui au moyen d'un mucilage est réduit en pâte que l'on étend et que l'on divise en petites parties rondes, ovales ou carrées.

Les tablettes ne devraient être composées que de substances d'un goût agréable, à raison de ce qu'on les tient plus ou moins de temps dans la bouche.

Nous allons décrire les tablettes qui forment des médicaments agréables.

Tablettes de guimauve.

Poudre de guimauve........ 64 gram.
Sucre blanc................ 436
Mucilage de gomme adragante
   à l'eau de fleurs d'oranger
   double................ *s. q.*

Faites S. A. des tablettes de 80 centigrammes.

On supprime ordinairement la poudre de guimauve.

Tablettes d'ipécacuanha.

Poudre d'ipécacuanha.... 32 gram.
Sucre blanc en poudre.... 1470
Mucilage de gomme adra-
   gante à l'eau de fleurs
   d'oranger............. *q. s.*

Faites des tablettes du poids de 60 centigrammes.

Ces tablettes auraient une saveur plus agréable en les préparant avec l'ipécacuanha éthéré.

Tablettes d'iris.

Poudre d'iris de Florence,.. 10 gram.
Sucre blanc.............. 170
Mucilage de gomme adra-
    gante.................. *q. s.*

Faites S. A. des tablettes de 1 gramme.

Tablettes de quinquina.

Poudre de quinquina...... 64 gram.
Poudre de cannelle........ 8
Sucre.................. 420
Mucilage de gomme adra-
    gante.................. *q. s.*

Faites S. A. des tablettes de 80 centigram.

Tablettes de lichen d'Islande.

Gelée desséchée de lichen.. 500 gram.
Sucre blanc............. 1000
Poudre de gomme arabique. 48
Eau................... *q. s.*

Faites un mucilage avec la gomme et l'eau ; ajoutez la poudre sucrée, et battez le tout dans un mortier, pour obtenir une masse homogène, qu'on divisera en tablettes de 80 centigrammes.

M. Soubeiran prescrit de faire une pâte avec le sucre et la gelée ; il est d'avis de ne pas y ajouter le mucilage, les tablettes se faisant bien sans son secours. D'ailleurs, elles sont plus agréables.

Tablettes de carbure de fer, du docteur Arnald.

Carbure de fer............ 16 gram.

Soufre.................. 16

Semences de cardamonium

minor en poudre........ 4

Sucre en poudre.......... 394

Mucilage de gomme adra-

gante................. s. q.

Pour faire des tablettes de 5 grammes chacune.

On commence par faire prendre 1 tablette matin et soir, en augmentant progressivement jusqu'à 10 ou 12 par jour, selon les effets qu'elles produisent.

Elles sont employées avec succès contre les maladies de la peau et les dartres ; elles conviennent principalement lorsqu'il n'existe pas intérieurement des symptômes inflammatoires.

Tablettes ou pastilles mongoles.

Gomme arabique.......... 52 gram.

Girofles................. 10

Macis..................... 10 gram.

Muscades 10

Musc..................... 25 centigr.

Extrait d'opium........... 35

Sucre..................... 112

Mucilage de l'eau de roses. *s. q.*

Pour des tablettes de 3 décigrammes, à prendre au nombre de 1 à 2 avant le repas, pour faciliter la digestion et exciter les forces.

Tablettes de santonine brute.

M. Auguste Goffard, pharmacien à Aurillac, a eu l'heureuse idée, pour rendre la santonine utile, de se servir du principe immédiat à l'état brut. En agissant ainsi il a réuni plusieurs conditions : 1° celle d'obtenir la santonine facilement et économiquement ; 2° de former un médicament agréable et jouissant des propriétés vermifuges du semencontra.

Aussi engageons-nous les médecins à employer les tablettes de santonine brute:

Santonine brute.......... 12 gram.

Sucre en poudre.......... 420

Huile essentielle de citron.. 25 gouttes.

Faites des tablettes S. A., du poids de 1 gram. 15. On ne fera pas mal de les colorer avec le carmin ; les tablettes ainsi colorées plaisent aux enfants ; on les donne depuis 1 jusqu'à 4.

Tablettes à la vanille.

Vanille.....................	32 gram.
Sucre.....................	220
Gomme adragante.........	2
Eau commune............	*s. q.*

Faites S. A. des tablettes de 2 grammes.

Tablettes de gomme arabique.

Gomme arabique pulvérisée	500 gram.
Sucre en poudre.........	1500
Eau de fleurs d'oranger...	64

Faites S. A. des tablettes de 80 centigrammes.

Tablettes de baume de Tolu.

Baume de Tolu...........	32 gram.
Sucre....................	500
Gomme adragante.........	5 1/2
Alcool à 34° Cart.........	32
Eau distillée.............	64

Faites S. A. des tablettes de 80 centigrammes.

M. Soubeiran donne une formule de tablettes de baume de Tolu , que voici :

Baume de Tolu..........	32 gram.
Sucre blanc............	2000

Eau de roses............. 125 gram.

Sel d'oseille............. 8

Teinture de vanille....... 2

Gomme adragante........ 8

On fait digérer le baume de Tolu dans l'eau distillée, et l'on se sert de cette liqueur pour faire le mucilage; ces tablettes ainsi préparées sont moins aromatiques que les précédentes; elles ont une saveur très-acide, trop acide même, qui les rapproche des pastilles anglaises. Ainsi ces tablettes ne doivent pas servir à remplacer les précédentes, qui sont plus salutaires contre la toux et surtout dans les catarrhes chroniques.

Tablettes de cachou.

Extrait de cachou......... 125 gram.

Sucre.................... 500

Mucilage de gomme adra-

gante .... s. q.

Faites selon l'art des tablettes de 60 centigrammes.

On prépare diverses autres tablettes au cachou : à la violette, en ajoutant 8 grammes d'iris de Florence; à la cannelle, en y ajoutant 8 grammes de cannelle en poudre; à l'ambre gris ou à la vanille, en parfumant les tablettes de cachou avec q. s. de teinture alcoolique de ces substances.

Ordinairement, au lieu de faire des tablettes on fait des petits globules qui prennent le nom de *grain de chachou*. C'est ce que font les confiseurs.

Dans les pharmacies, on divise la masse en petits grains auxquels on donne la forme d'un crotin de souris.

Tablettes d'éthiops martial.

Oxyde de fer noir.......... 4 gram.
Cannelle en poudre........ 1
Sucre 50
Mucilage de gomme adragante *q. s.*

Faites S. A. des tablettes de 60 centigrammes contenant chacune 10 centigrammes d'éthiops martial.

Tablettes mercurielles.

Mercure.................... 64 gram.
Gomme arabique........... 32
Sucre 280
Vanille.................... 2

Faites un mucilage avec la gomme arabique et l'eau; triturez le mercure avec le mucilage jusqu'à parfaite extinction; ajoutez le sucre avec lequel on a divisé la vanille, et faites des tablettes qui contiennent 10 centigrammes de mercure.

Tablettes d'acide oxalique.

Acide oxalique porphyrisé.   4 gram.
Sucre.................... 250
Essence de citron......... 8
Mucilage de gomme adra-
   gante .... s. q.

Faites S. A. des tablettes de 60 centigrammes.

Pour rendre ces tablettes d'une saveur plus agréable, il faut retrancher de l'essence de ci-tron ; nous croyons que 2 grammes doivent suffire. Baumé prépare ces pastilles avec le sel d'oseille à la dose de 60 grammes pour 2500 grammes de sucre , 80 gouttes d'essence de citron et q. s. de mucilage de gomme adragante. Les tablettes de Baumé n'attirent pas l'humidité de l'air.

Tablettes de mercure doux.

Mercure doux à la vapeur..   4 gram.
Sucre.................... 340
Gomme adragante......... 4
Eau 32

Faites S. A. des tablettes de 60 centigrammes ; elles sont employées comme vermifuge pour les enfants ; elles contiennent chacune 5 centigrammes de de mercure doux.

Tablettes de sulfate de quinine fébrifuge.

Sulfate de quinine.......... 75 gram. 1/2
Sucre en poudre........... 6
Mucilage de gomme adragante *q. s.*

On fait 6 pilules égales qu'on met entre deux ronds de pain à chanter ; on mouille légèrement les bords ; on aplatit avec les doigts pour former des tablettes.

La formule dc ces tablettes se trouve dans la troisième édition du Formulaire de Cadet Gassicourt. Un curé des environs de Montpellier a rendu ces tablettes fameuses en les vendant comme un remède secret, pour guérir les accès de fièvres. Ce curé a le soin de colorer un peu ces tablettes.

Tablettes de citrate de fer.

Citrate de peroxyde de fer.. 100 centig.
Sucre.................... 120 gram.
Mucilage de gomme arabique *s. q.*

Pour faire dés tablettes d'un gramme. On les administre dans les pâles couleurs.

Tablettes de crême de tartre.

Crême de tartre soluble.... 60 gram.
Sucre.................... 120

Gomme adragante.......... 4

Eau distillée d'écorce de citron................... 30

Faites des tablettes de 1 gramme.

Tablettes de réglisse à la Pictet.

Suc de réglisse purifié..... 125 gram.

Anis en poudre........... 6

Fenouil en poudre........ 4

Coriandre................ 4

Sucre................... 375

Faites sécher la réglisse et réduisez-la en poudre ; mêlez-la avec les autres substances et faites une pâte dure avec *q. s.* de mucilage de gomme adragante, puis divisez la masse en pilules de 60 centigrammes, qu'on applatit avec le doigt sur un tamis de crin.

On a l'habitude de faire ces tablettes bien noires; il faut donc les battre longtemps dans un mortier de marbre, avec un pilon de bois, pour obtenir cette couleur.

Tablettes ou pastilles pectorales, du professeur Golfin.

Racine de réglisse........ 125 gram.

Fleurs de violettes........ 1/2 poignée

Têtes de pavot........... N° 2

Gomme arabique.......... 500 gram.

Sucre................... 500

Iris de Florence.......... 12

On fait bouillir quelques instants les têtes de pavot dans 1000 gram. d'eau ; on met à infuser dans ce décocté, la racine de réglisse éfilée et la fleur de violettes ; on passe l'infusion décoctée et on y dissout la gomme arabique et le sucre, et après avoir passé la liqueur on l'évapore pour la concentrer en consistance de pâte que l'on étend sur un marbre, pour la diviser en losange. Après avoir ajouté la poudre d'iris de Florence, ne pourrait-on pas remplacer l'iris de Florence par 4 grammes de vanille?

THÉRÉOBROME.

Chocolat à la minute froid ou chaud, au lait ou à l'eau ; par M. Salles, pharmacien à Clermont-Ferrand.

Le théréobrome est un aliment léger et fort agréable dont la composition et le mode de préparation n'ont jamais été publiés, au moins à ma connaissance. Ayant eu l'occasion d'examiner cette préparation, il m'a été facile de reconnaître que c'était tout simplement du chocolat dans lequel le sucre était remplacé par du sirop. Quelques expériences m'ont bientôt fait connaître les meilleures proportions et le meilleur mode de préparation à suivre. J'ai préparé souvent d'assez grandes quantités de théréobrome qui ne différait en rien de celui que l'on vend comme une préparation secrète. J'en ai fabriqué plusieurs sortes qui toutes ont été trouvées fort agréables.

Voici les proportions que j'emploie :

1° Théréobrome simple.

	Dose pour 1 flacon.
Cacao caraque toréfié mondé.	4 liv. 2 onces.
Cacao maraiguen *idem.*	4 3
Poudre de cannelle de Ceylan.	1 onc. 18 grains.
Sirop de sucre blanc.........·	16 liv. 8 onces.
Total......	26 liv. 5 onces.

Faites S. A. pour 32 flacons.

Réduisez le cacao en pâte fine sur la pierre à chocolat ; mêlez-y bien la poudre de cannelle ; mettez la pâte encore chaude dans une bassine hémisphérique étamée et ajoutez-y peu à peu le sirop tiède, en agitant doucement et circulairement, avec un bistortier, sans y incorporer l'air. Si cela est nécessaire, chauffez doucement le mélange jusqu'à ce qu'il soit bien uni ; continuez à l'agiter doucement et quand il est devenu demi-fluide, coulez-le dans les flacons que vous frapperez contre la paume de la main , pour bien tasser le théréobrome et en chasser l'air.

Il faut avoir la précaution de faire tomber le théréobrome d'environ 2 lignes au-dessus de la hauteur qu'il doit occuper étant froid ; alors on nettoie les flacons, et après avoir bien égalisé la surface, on en verse deux ou trois gros de beurre de cacao fondu à une douce chaleur et demi-fluide, destiné à intercepter le passage de l'air.

On peut très-bien aussi lorsqu'on n'a pas de pierre
à chocolat, prendre du chocolat tout broyé (chocolat
sans sucre), le casser par morceaux, et le ramollir
sur un feu doux, dans la bassine même où doit s'o-
pérer le mélange ; le théréobrome se fait aussi bien. Il
est important d'éviter de faire rentrer de l'air dans la
pâte, si l'on veut que le théréobrome se conserve
bien ; c'est pour cela qu'il convient de ne couler le
beurre de cacao à la surface qu'au moment même où
il va se figer ; si on le coule trop fluide il éprouve, en
se solidifiant, un retrait qui le détache du flacon, et il
ne remplit plus le but désiré.

2° Théréobrome à la vanille.

Aux doses précédentes ajoutez :

Vanille givrée............. 1 once.

Réduite en poudre impalpable avec :

Sucre très-blanc sec........ 4 onces

Faites S. A.

On peut doubler la dose du sucre.

2° Théréobrome au lait d'amandes.

Cacao caraque torréfié, mondé. 1 livre.
Cacao maraiguen   *idem.*   4
Sirop d'orgeat............. 8
Sirop simple............. 8
Faites S. A.

La plupart des personnes qui font usage du théréobrome au lait d'amandes, le trouvent fort agréable préparé dans les proportions indiquées ici; mais on peut avec avantage retrancher le sirop simple et employer 16 livres de sirop d'orgeat pour celles qui préféreraient le goût des amandes.

Le chocolat au lait d'amandes jouit véritablement des propriétés rafraîchissantes qu'on lui attribue; on ne peut douter que le théréobrome préparé comme je viens de le dire, ne les possède au plus haut degré. Aussi, de toutes les sortes de théréobrome, c'est à celle-ci que l'on a toujours donné la préférence.

4° Théréobrome au lait d'amandes et à la vanille.

Aux doses précédentes, ajoutez 5 onces de sucre vanillé au cinquième (1), et 1 once de cannelle de Ceylan.

---

(1) Par sucre vanillé au cinquième on entend sucre 4 parties et vanille 1 partie.

5° Théréobrome au lichen d'Islande.

Cacao caraque torréfié mondé. 4 livres.
Cacao maraiguan *idem* 4
Sirop de lichen............ 16

Faites S. A.

6° Théréobrome au lichen et au lait d'amandes.

Dans la formule précédente (N° 5), remplacez la moitié du sirop de lichen par autant de sirop d'orgeat.

Ces deux dernières préparations forment un aliment très-convenable pour les personnes qui ont la poitrine délicate, surtout le théréobrome au lait d'amandes.

7° Théréobrome à l'arome de café.

Cacao carraque torréfié mondé. 4 livres.
Cacao maraiguan *idem.* 4
Sirop de café.............. 4
Sirop simple.............. 12

N. B. Four préparer le sirop de café, faites infuser sur 8 onces de café torréfié et moulu, quantité suffisante (20 onces environ) d'eau bouillante, pour obtenir une livre de liqueur filtrée, avec laquelle vous déduirez 4 livres de sirop simple réduites à 3 livres sur un feu vif.

8° Théréobrome antispasmodique au lait d'amandes et à la fleur d'oranger.

Dans la formule N° 3, remplacez le sirop simple par autant de sirop de fleurs d'oranger.

MANIÈRE D'APPRÊTER LE THÉRÉOBROME.

On en délaie une cuillerée à bouche dans une demi-cuillerée d'eau ou de lait froid, puis on ajoute peu à peu le reste du liquide froid ou chaud. Pris à la cuillère, c'est un aliment fort agréable.

Observation. — Le théréobrome ne se conserve pas très-longtemps ; comme il est facile de le préparer très-promptement avec du cacao broyé d'avance sans sucre, il vaut mieux n'en préparer que pour quinze jours ou un mois à la fois, quoiqu'il se conserve souvent beaucoup plus longtemps, si l'on a tassé ces pâtes dans le flacon. C'est le théréobrome simple ou à la vanille qui se conserve le mieux ; ensuite le théréobrome au lait d'amandes ; on ne doit préparer que pour s'en servir le théréobrome au lichen d'Islande. (*Journ. des conn. néc.*)

26

Traitement abortif des pustules varioliques de la face.

D'après Homole on doit faire le traitement suivant : On devra toucher quatre fois par jour avec un pinceau trempé dans la mixture suivante :

Tannin pur................ 1 gram.
Teinture de benjoin........ 20

les pustules varioliques de la face pour empêcher les ulcérations de ces mêmes pustules.

DES VINS MÉDICINAUX.

Les vins médicinaux sont des vins qui tiennent en dissolution certains principes médicamenteux fournis par des substances végétales ou animales, par solution ou par extraction.

Dans la préparation des vins médicinaux, il est important de se servir d'un excipient qui soit par lui-même susceptible de se conserver longtemps sans éprouver d'altération. C'est pour avoir méconnu ce principe, que l'on dit dans les ouvrages de pharmacie, *que les vins médicinaux ne peuvent se conserver que peu de temps ;*

d'où l'on a déduit la conséquence qu'il *fallait
en préparer peu à la fois, afin de les renouveler
souvent.*

Au contraire, en se servant pour la préparation des vins médicinaux, de vins de bonne
qualité qui, comme nous venons de dire, se conservent longtemps sans éprouver d'altération,
on aura un vin médicamenteux qui gagnera en
vieillissant.

Ainsi, pour les vins muscats de Frontignan,
de Lunel et de Rivesaltes, on les choisira de
quatre ou cinq ans d'âge, bien conservés, et
on les fortifiera en y ajoutant, pour chaque litre,
32 gr. d'alcool de bon goût dit 3/6; l'on fera ce
mélange à l'avance, afin de donner à l'alcool
ajouté le temps de s'assimiler.

Quant aux vins blancs secs du Midi, on les
prendra à l'âge de trois ou quatre ans, bien conservés, et on les renforcera ainsi que nous
venons de l'indiquer.

Par rapport aux vins rouges du Midi, on
ne doit également employer que ceux de bonne
qualité, comme les vins de Langlade, de Saint-
Drézery, de Saint-George et d'autres tout aussi
bons, âgés de quatre ans et additionnés d'alcool

dit 3/6, comme il vient d'être indiqué plus haut.

Les vins de Bordeaux, les vins de Bourgogne ne peuvent servir que pour préparer des vins magistraux, à raison de ce qu'ils s'altèrent facilement et parce qu'on ne peut les fortifier par l'alcool, dont l'addition leur fait perdre les qualités propres à ces sortes de vins.

Les vins étrangers seront choisis de qualité supérieure.

On se gardera bien, pour la préparation des vins médicinaux, de faire usage de toute sorte de vins de cru, si faibles qu'ils soient, en y ajoutant, comme le conseille M. Deschamp, du sucre et de l'alcool en quantités telles que ces substances existent dans le vin de Malaga.

Cette proposition a été malheureusement approuvée par M. Dorvault.

On peut ranger parmi les vins médicinaux agréables, ceux dont nous allons donner la formule.

Vin de quinine.

Sulfate de quinine.......... 1 gram.
Vin de Madère............ 1 litre.

Dissolvez dans un peu d'alcool et ajoutez le soluté au vin, puis mêlez exactement.

On prépare de même le vin de sulfate de cinchonine.

On pourrait, dans la préparation de ces vins, se servir du vin blanc sec du Midi, fortifié par l'alcool, comme nous l'avons indiqué, que l'on pourrait sucrer.

Vin de citrate de fer.

Citrate de peroxyde de fer..   1 gram.
Vin de Malaga............ 500

Vin cordial.

Teinture alcoolique de cannelle depuis 24 jusqu'à.   48 gram.
Vin rouge............. 1000

On mêle exactement.

Vin d'ipécacuanha.

Poudre d'ipécacuanha à l'éther... 32 gram.
Vin de Malaga................ 500

On fait macérer pendant 8 jours, on passe avec expression et on filtre.

Vin de cannelle ou hypocras.

Cannelle de Ceylan.......   40 gram.
Amandes douces........ 125
Sucre blanc............ 1250

26.

Eau-de-vie............. 500 gram.

Bon vin rouge ou blanc... 7 kilogr.

Faites S. A.

Ce vin est stomachique, tonique et fortifiant, à la dose de 32 à 125 grammes.

Vin diurétique de Montpellier.

Écorce de quinquina concassé. 125 gram.

Cannelle blanche........... 45

Ognons de scille........... 16

Baies de genièvre........... 8

Vin muscat de Lunel renforcé. 2000

Après 8 jours de macération, passez avec expression et filtrez.

Ce vin est utile contre la leucophlegmasie, à a dose de 32 à 64 grammes, matin et soir. On ferait bien de le sucrer au moment de le prendre.

Vin d'ipécacuanha composé.

Poudre d'ipécacuanha éthéré. 32 gram.

Écorce d'oranges amères.... 16

Cannelle................ 8

Girofles................ 8

Vin blanc fortifié.......... 1000

Filtrez après 8 jours de macération.

On le prescrit de la même manière que le vin précédent. Même observation.

Vin anisé de Bories.

Poudre d'ipécacuanha..... 32 gram.
Émétique.............. 60 centigr.
Sucre................. 125 gram.
Vin blanc vieux......... 1000

Faites macérer pendant 15 jours et filtrez.

Ce vin est un excellent vomitif pour les en-fants.

Des vinaigres médicinaux.

Les vinaigres médicinaux sont des médica-ments composés par le vinaigre rouge ou blanc tenant en dissolution certains principes médi-camenteux.

La plupart des vinaigres sont employés à l'extérieur et nous pouvons citer comme étant des médicaments agréables, le vinaigre rosat, le vinaigre d'œillet, le vinaigre de lavande et le vinaigre framboisé.

Nous allons donner la formule d'un vinaigre

au café, comme devant être administré dans l'empoisonnement par l'opium.

Vinaigre au café.

Café torréfié............. 12 gram.
Vinaigre fort............. 48

Faites macérer pendant 12 jours, passez et filtrez; on l'administre par cuillerées.

Dans la circonstance où il faudrait administrer de suite le remède, on préparerait ce vinaigre par la méthode de déplacement.

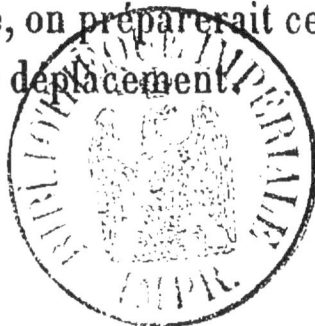

FIN.

TABLE.

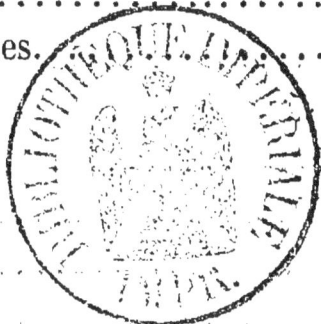

FIN DE LA TABLE.

www.ingramcontent.com/pod-product-compliance
Lightning Source LLC
Chambersburg PA
CBHW060134200326

41518CB00008B/1030